Elizabeth Anna George
Babita Niranjan
Arpana Bansal

Materiais Restauradores Estéticos em Odontopediatria

Elizabeth Anna George
Babita Niranjan
Arpana Bansal

Materiais Restauradores Estéticos em Odontopediatria

ScienciaScripts

Imprint

Cover image: www.ingimage.com

This book is a translation from the original published under ISBN 978-620-7-99769-5.

Publisher:
Sciencia Scripts
is a trademark of
Dodo Books Indian Ocean Ltd. and OmniScriptum S.R.L publishing group

120 High Road, East Finchley, London, N2 9ED, United Kingdom
Str. Armeneasca 28/1, office 1, Chisinau MD-2012, Republic of Moldova, Europe
Printed at: see last page
ISBN: 978-620-8-05593-6

RECONHECIMENTO

Desde já, inclino a minha cabeça para o Todo-Poderoso Çod, que me abençoou com as suas dignas bênçãos, me concedeu a sua bondade, me deu a força, a coragem e a boa saúde necessárias para chegar a esta fase e me possibilitou a publicação deste manuscrito.

Devo os meus sinceros agradecimentos a ***Shri J.N. Chouksey,*** *Presidente do grupo LNCT,* ***Smt, Poonam Choukse,*** *Vice-Presidente do grupo LNCT,* ***Dr. Anupam Chouksey,*** *Secretário do grupo LNCT,* ***Shri Dharmendra Çupta,*** *Diretor Executivo do grupo LNCT,* ***Dr. ÇS Chandu,*** *Diretor, que sempre me apoiaram e forneceram todos os recursos necessários para a realização deste estudo e para a conclusão desta dissertação e,* ***Dr. Prashant Prakgsh Jaju OSD,*** *pelo seu apoio e orientação.* ***ÇS Chandu,*** *Diretor, que sempre me apoiaram e forneceram todos os recursos necessários para realizar este estudo e concluir esta dissertação e,* ***Dr. Prashant Prakgsh Jaju*** *OSD pelo seu apoio e orientação*

Sinto-me em dívida e profundamente grato à estimada e erudita Çuide ***Dr.ª Babita Niranjan,*** *leitora do Departamento de Medicina Dentária Pediátrica e Preventiva, cuja brilhante visão e abordagem prática foram a força orientadora de um exame minucioso desde o início até ao culminar desta dissertação bibliográfica.*

Agradeço sinceramente à ***Dra. Arpana Bansal,*** *Professora e Diretora do Departamento de Medicina Dentária Pediátrica e Preventiva, pela sua orientação contínua com zelo missionário. Desejo também estender os meus sinceros agradecimentos à* ***Dra. Kartikfhaudhary,*** *leitora, e à* ***Dra. Prachi Sijeria,*** *leitora, pela paciência e orientação inesgotável que me deram ao longo desta dissertação.*

Agradeço aos membros da minha família as suas bênçãos e a sua criatividade, que me apoiaram como pilares de força em todos os momentos da minha vida. Tenho uma dívida especial de gratidão para com a minha família Shri. ***Babu. V. Sankupuri*** *(pai),*

Smt. Alphonsa Varkey *(mãe),* ***Sebin Babutbrolherj*** *e* ***F/O Leo Sebastian*** *Uiusbandj. Expresso também a minha gratidão a* ***M. C. Sebastian, Mettilda Sebastian, Levin Sebastian, Ansa Sebastian*** *(sogros), aos meus amigos* ***Aparna. N, Raveena Ramesh, Dr. Drisya D Nambiar, Dr. Brinda J, Dr. Aparna N. K, Dr. Keerthana H pelo*** *seu apoio e preocupação.*

Tenho uma dívida especial de gratidão para com a minha colega, a ***Dra. Sakshi Purohit,*** *a* ***Dra. Deoyani D Bansod*** *e os meus colegas sénior/júnior* ***^r. Thokchom Chaoba Devi, Dr. Bansi Vekariya, Dr. Linthoi CH·, Dr. Aiman Haider, Dr. Priyanka Kfiadatkar, Dr. Divya Sharma, Dr. Pragya Kμmari, Dr. Abhigyan Shankar, Dr. Vinita Yadav, Dr. Rpchi Mankgr*** *pelo seu apoio e ajuda que me deram para tornar esta tarefa mais fácil.*

Por último, mas não menos importante, exprimo a minha gratidão a todos os que, direta ou indiretamente, prestaram a sua estimada colaboração, que me ajudou a concluir esta dissertação sobre a biblioteca.

Dra. ELIZABETHANNA- ÇEORGE

Índice

INTRODUÇÃO

O risco de cárie é maior sobretudo nas crianças, especialmente devido ao aumento da ingestão de uma dieta rica em açúcar, à falta de higiene oral adequada, ao elevado risco de cárie nos irmãos ou nos pais e ao acesso limitado ao tratamento.[1]

A presença de lesões de manchas brancas e o alinhamento irregular são também factores que causam lesões de cárie elevadas.

À medida que a taxa de cáries dentárias aumenta na boca, há grandes probabilidades de perda gradual de dentes. Isto afecta o doente de muitas formas, como a diminuição da eficiência mastigatória, o desenvolvimento de hábitos parafuncionais, perturbações da fala e até problemas psicológicos. O aumento do risco de cárie na dentição decídua também é um grande indício de que pode ocorrer na dentição permanente. Por conseguinte, é importante para as crianças uma gestão adequada, através da remoção da cárie dentária e da colocação de uma restauração apropriada.

A restauração dos dentes decíduos difere da dos dentes permanentes devido a vários factores, como a morfologia, a histologia do dente, o excesso de salivação na boca, a gestão comportamental das crianças, etc.[2] .

Os benefícios da terapia de restauração incluem a remoção de cáries ou a eliminação de áreas susceptíveis de cárie, a remoção de estrutura dentária insalubre que pode levar à fratura, o restabelecimento da estrutura e função dentárias, a prevenção da propagação da infeção para a polpa dentária, a prevenção da perda de dentes e, assim, a manutenção da oclusão da dentição e a manutenção do espaço para os dentes sucessores.

A estética é um dos tópicos actuais na medicina dentária moderna, especialmente na medicina dentária restauradora. A palavra "estética" deriva da palavra grega "Aesthesis", que significa "relativo ao estudo do belo"[3] . O objetivo da medicina dentária estética é ser "brilhante, bonita mas credível"[4] . Os materiais de restauração estéticos duplicam maioritariamente a naturalidade dos dentes em termos de aparência, como a textura, a cor, etc

A restauração estética, especialmente em dentes decíduos, pode ser um desafio devido ao pequeno tamanho do dente, ao esmalte relativamente fino, à falta de área de superfície para colagem, à proximidade da polpa à estrutura dentária, bem como a questões relacionadas com a gestão do comportamento da criança[5] .

Existe uma variedade de materiais estéticos disponíveis para restaurar dentes decíduos. As restaurações intra-coronárias de dentes decíduos incluem compósito de resina, cimentos de ionómero de vidro, ionómero modificado com resina, resina modificada com poliácidos, como o cimento de ionómero de vidro modificado com resina GC Fujicem, Shofu Zirconomer, Ivoclar Cention, etc.

As restaurações coronais completas em dentes decíduos são indicadas devido à presença de dentes cariados extensos e grandes ou à presença de múltiplas lesões cariosas num dente. Também é indicada mesmo após procedimentos de terapia pulpar. As coroas disponíveis para restauração de dentes decíduos podem ser diretamente coladas ao dente ou coroas que são cimentadas à superfície do dente.[6]

A escolha de restaurações de cobertura total para dentes decíduos deve proporcionar uma aparência estética, uma vez que os pais esperam um padrão estético mais elevado para a restauração dos dentes cariados dos seus filhos. Várias restaurações coronais completas esteticamente aceitáveis incluem coroa de tira, coroa de aço inoxidável folheada aberta, coroa de aço inoxidável pré-envernizada, coroa de aço inoxidável folheada a resina, coroa de policarbonato, etc.

Recentemente, foram desenvolvidas a Nu Smile, a coroa de zircónio, a coroa Cheng, a coroa Kinder, as coroas New Millenium, etc. Com o avanço da tecnologia, o nível de satisfação dos pais em relação ao aço inoxidável convencional diminuiu. Este facto levou ao desenvolvimento de restaurações coronárias completas mais agradáveis do ponto de vista estético, que têm propriedades mecânicas semelhantes às da coroa de aço inoxidável convencional, juntamente com um aspeto da cor do dente e uma biocompatibilidade extrema[7] .

Para obter resultados fiáveis com a restauração de material estético na dentição primária, é necessário um bom isolamento, cooperação e tempo por parte do doente pediátrico e dos pais.

CLASSIFICAÇÃO DOS MATERIAIS DE RESTAURAÇÃO E MATERIAIS DE RESTAURAÇÃO FULLCORONAL

CLASSIFICAÇÃO

MATERIAIS DE RESTAURAÇÃO:

Em termos gerais, os materiais de restauração utilizados em dentisteria pediátrica podem ser classificados em materiais utilizados em

- Lesão cavitada
- Lesão não cavitada.

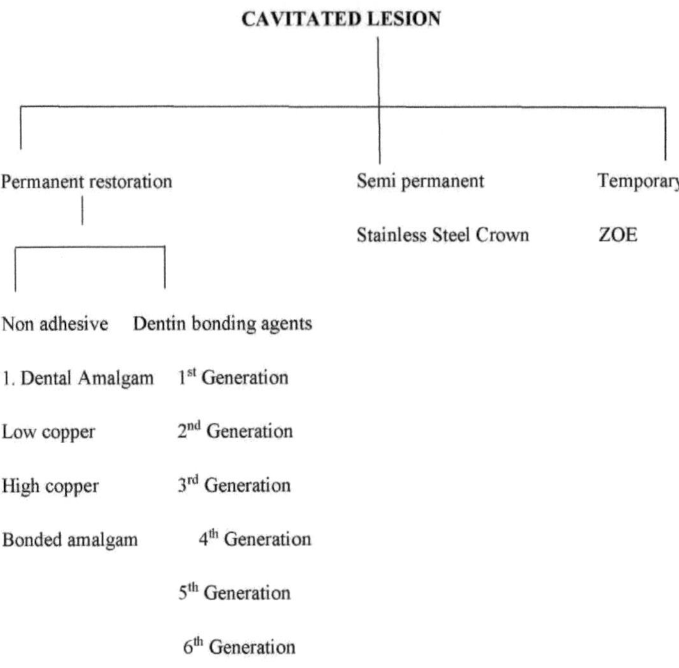

2. Composite resins

3. Glass ionomer cements

- GIC convencional
- RMGIC
- GIC reforçado com metal
- GIC altamente vigoroso

4. Compómeros (resinas compostas modificadas com poliácidos)

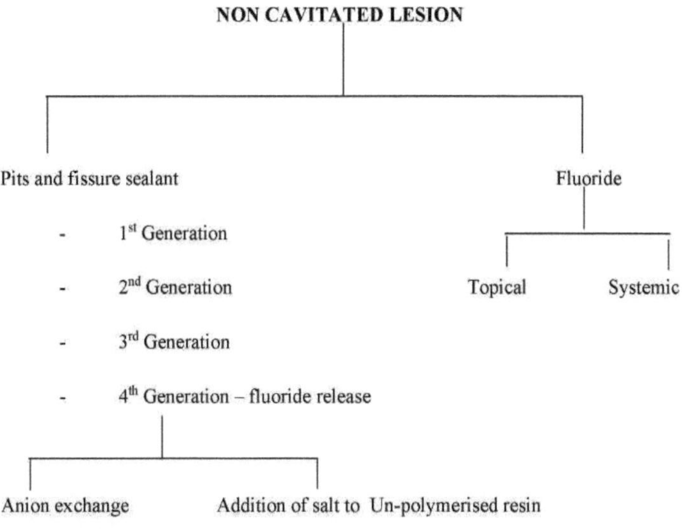

CLASSIFICAÇÃO DAS COROAS:

i) DE ACORDO COM A ESTÉTICA

a) Estética :

- Coroa em policarbonato,
- Coroa de tiras,
- Coroa de proteção,
- Coroa de vidro artístico,
- Coroa de casaco pedófilo,
- Pérolas pedófilas,
- Coroa de Cheng,
- Coroa dura,
- Coroa do novo milénio.

b) Não estéticos:

- Coroa em aço inoxidável

ii) DE ACORDO COM A POSIÇÃO NO ARCO

a) Coroas anteriores

b) Coroas posteriores

iii) DE ACORDO COM A CAPACIDADE DE LIGAÇÃO AO DENTE:

a) Coroas cimentadas

- Coroas SS
- Coroa inoxidável folheada
- Coroas de zircónio
- Coroas de policarbonato
- Pérolas pedófilas

b) Coroas coladas

- Coroas de tiras
- Coroas de casaco pedo
- Coroas do novo milénio
- coroas de vidro ART

CIMENTO DE IONÓMERO DE VIDRO (GIC)

CIMENTO DE IONÓMERO DE VIDRO

O cimento de ionómero de vidro é um material de cor dentária, introduzido por Wilson & Kent em 1972. O material baseia-se na reação entre o pó de vidro de fluoro-aluminossilicato e o ácido poliacrílico. Ligam-se química e diretamente à estrutura dentária e libertam flúor durante um período relativamente longo, apresentando uma potente ação anticariogénica[8] (figura 1).

CLASSIFICAÇÃO

I. De acordo com Wilson & Mc Lean (1988)

1. Tipo I - agente de cimentação e de ligação. Para cimentação de coroas, pontes, inlays e aparelhos ortodônticos
2. Cimentos de restauração de tipo II
   - Materiais de restauração utilizados para restauração estética em áreas com cabeça oclusal mínima, por exemplo, restauração de Classe III, Classe V.
   - Materiais utilizados em áreas com menos consideração estética mas que necessitam de propriedades físicas mais elevadas. Por exemplo, construção de núcleo de restauração posterior
3. Revestimento e bases de tipo III

II. Com base nos constituintes químicos do cimento

1. Cimento de ionómero de vidro convencional
2. Ionómero de vidro reforçado com metal
   a) Partículas de ligas metálicas incorporadas na mistura de pós milagrosos
   b) Metal sinterizado com cimento cerâmico de vidro

3. Ionómero de vidro modificado por resina

III. Baseado na química da reação de fixação

1. Cimentos autopolimerizáveis ou autopolimerizáveis - cimentos convencionais e cimentos reforçados com metal

2. Cimentos de polimerização dupla ou tripla - ionómero de vidro modificado por resina

IV. Avanços recentes em ionómero de vidro

1. Giomers - ionómero com tecnologia de ionómero de vidro pré-reagido

- F - PRG - reação de todo o vidro
- S - PRG - reação apenas da superfície do vidro.

COMPOSIÇÃO

PÓ:

- Vidro de fluro-alumino-silicato de cálcio solúvel em ácido
- Sílica - 41,9%
- Alumina - 28,6%
- Fluoreto de alumínio - 1,6%
- Fluoreto de cálcio - 15,7 %
- Fluoreto de sódio - 9,3%
- Fosfato de alumínio - 3,8%
- A porção de flúor actua como fundente cerâmico
- O óxido de bário ou de zinco proporciona radiopacidade

LÍQUIDO:

- Ácido poliacrílico sob a forma de co-polímero com ácido itacónico e ácido maleico
- Ácido tartárico
- Água

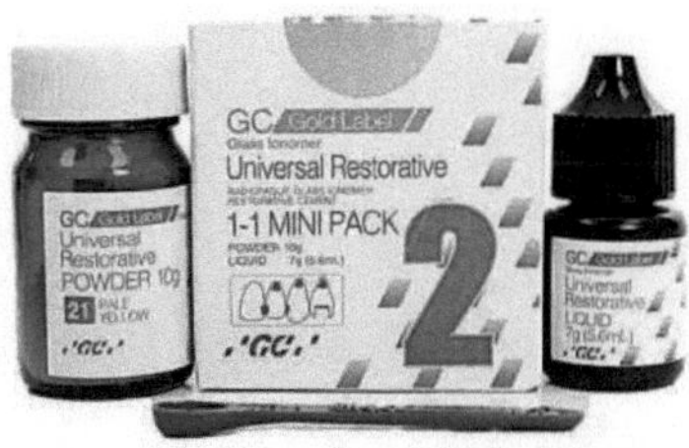

Figura 1. Mostra o cimento de ionómero de vidro e o líquido

REACÇÃO DE AJUSTE:

- Quando o pó e o líquido se misturam, a superfície das partículas de vidro é atacada pelo ácido. Em seguida, os iões Ca, Al, sódio e fluoreto são lixiviados para o meio aquoso, o que também é ilustrado (figura 2).
- Os poli-sais de cálcio são formados em primeiro lugar, o que é responsável pela fixação inicial. Seguem-se os poli-sais de alumínio que se ligam à cadeia de poli-aniões.

- O cimento de presa é constituído por partículas de pó não reagido rodeadas por sílica gel em

matriz amorfa de poli-sais hidratados de cálcio e alumínio

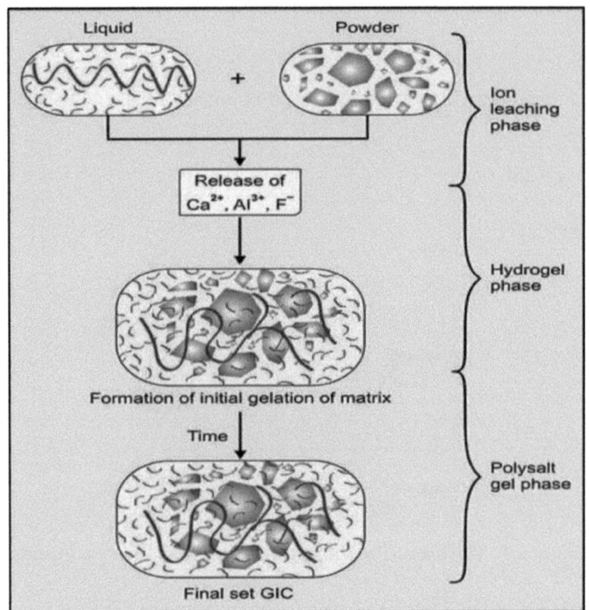

A figura 2 mostra a reação de configuração do GIC

- Os poli-sais de alumínio formam a fase dominante.
- A água desempenha um papel importante na estrutura do cimento.
- Após o endurecimento, o cimento fresco é extremamente propenso a fissuras e rachaduras, devido à secagem da água solta.
- Por conseguinte, estes cimentos devem ser protegidos pela aplicação de verniz[9] .

TEMPO DE REGULAÇÃO

- Tipo I 4 - 5 minutos
- Tipo II 7 minutos

PROPRIEDADES

- Resistência à compressão - 150 mpa
- Resistência à tração - 6,6 mpa.
- Dureza - 49 KHN.

Solubilidade e desintegração:-

- A solubilidade inicial é elevada devido à lixiviação dos produtos

intermédios.

- A solubilidade do ionómero de vidro é baixa em comparação com os cimentos de fosfato de zinco e de policarboxilase de zinco. A solubilidade em água é inferior à dos cimentos de silicato, mas ligeiramente superior à de vários cimentos, incluindo materiais de resina
- A reação de endurecimento completa ocorre em 24 horas, o cimento deve ser protegido da saliva durante este período.
- No entanto, a superfície do ionómero de vidro pode ser danificada na presença de um pH baixo, como acontece durante a aplicação de algumas soluções tópicas de flúor. É possível que ocorra uma rugosidade da superfície do cimento se for aplicada regularmente uma solução de fluoreto de fosfato.

Adesão:-

- O cimento de ionómero de vidro liga-se quimicamente à estrutura do dente.
- A ligação deve-se à reação que ocorre entre o grupo carboxilo do poliácido e o cálcio da apatite hidroxilo.

- A ligação com o esmalte é superior à da dentina, devido ao maior conteúdo inorgânico.[7]

Estética :-

- O GIC é um material de cor dentária e está disponível em diferentes tonalidades.
- Inferior aos compósitos.
- Não têm translucidez nem textura superficial rugosa.
- Potencial de descoloração e coloração.

Biocompatibilidade :-

- A resposta pulpar ao cimento de ionómero de vidro é favorável.
- A resposta pulpar é ligeira devido a
- Elevada capacidade tampão da hidroxiapatite. - Grande peso molecular do ácido poliacrílico, que impede a entrada nos túbulos dentinários.
- O material recém-misturado é muito ácido, com pH variando entre 0,9 e 1,6. No entanto, a dentina é um excelente tampão e mesmo as camadas finas de dentina que permanecem entre a restauração e a polpa são suficientes para evitar uma redução do pH no tecido pulpar.
- Vários autores registaram uma resposta inflamatória ligeira, mas como o pH volta a subir na primeira hora, a inflamação desaparece no prazo de 10 a 20 dias.

Libertação de fluoreto:

- A libertação de fluoreto é inicialmente elevada, mas começa a diminuir ao fim de 3 meses, após

esta libertação de flúor é contínua durante um longo período de tempo.

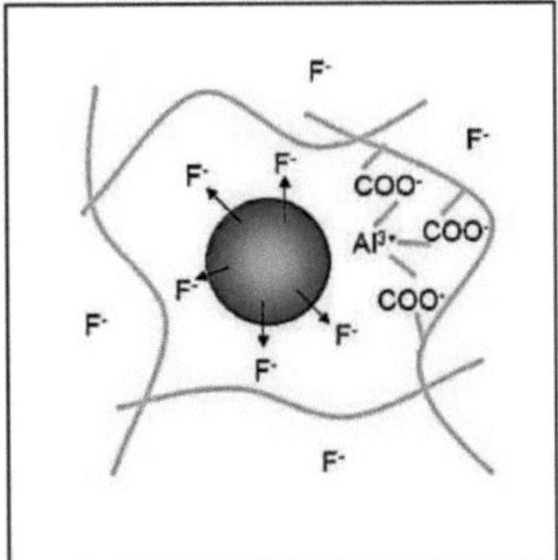

Figura 3. Mostra a libertação de fluoreto

- O flúor também pode ser absorvido pelo cimento durante o tratamento tópico com flúor e libertado novamente. Assim, actua como reservatório de flúor.

- A investigação de Kuhn & Wilson indicou que a libertação de fluoreto ocorre através de 3 mecanismos distintos. Lavagem da superfície, difusão através de poros e fissuras, e difusão através da massa

- A lavagem da superfície resulta na libertação maciça de iões de fluoreto da superfície. No estudo de Hatibovic-Kofman et al (1997), mostraram picos de libertação de fluoreto 1 dia após a preparação dos espécimes e 1 dia após cada re-fluoretação.

- A libertação de fluoreto por difusão através de poros e fissuras é menor, mas a um nível mais constante. Isto é apresentado por um longo período de libertação de fluoreto a um nível quase constante, 7-11 dias após a preparação dos espécimes e 2-5 dias após cada re-fluoretação. Se a concentração de fluoreto na envolvente do GIC for mais elevada do que nos poros e fissuras, o processo pode ser reversível. O fluoreto pode fluir para os poros e fissuras e aí ser armazenado até que a concentração de fluoreto na envolvente do GIC seja negativa e o fluoreto possa ser novamente libertado. Isto é mostrado na figura 3.

- A difusão através do volume ocorre durante a maturação dos espécimes e apresenta uma reação contínua a longo prazo. A duração deste estudo foi demasiado curta para se poder fazer qualquer inferência relativamente à ocorrência deste processo[8] .

Resistência à fratura:

Uma das principais limitações dos ionómeros de vidro é a sua suscetibilidade à fratura frágil. Em comparação com as resinas compostas híbridas e a amálgama dentária, os materiais de ionómero de vidro são fracos e não têm rigidez. A utilização clínica deve evitar situações que sujeitem a restauração a uma forte inclinação ou flexão oclusal.[13]

ALTERAÇÃO DIMENSIONAL

Um espécime livre de um material de ionómero de vidro, se for corretamente manipulado e protegido da exposição precoce à humidade, apresentará uma contração volumétrica de presa, que se desenvolve lentamente ao longo do processo de presa. Na presença de adesão, através da troca iónica com a estrutura do dente, a contração é controlada e, tendo em conta o tempo necessário para a reação de presa, existe um grau de relaxamento da tensão que conduz a uma discrepância marginal reduzida.

ADESÃO À ESTRUTURA DENTÁRIA

O GIC liga-se à dentina não através de microtachas mecânicas, mas através da criação de uma camada dinâmica de troca iónica, na qual as ligações adesivas são formadas e reformadas enquanto ocorre a transferência de água por troca iónica e alterações biológicas (Wilson AD 1991). Segue-se então que a ligação entre o CIV e a dentina deve ser independente do conteúdo mineral do substrato. Isto é diferente dos sistemas que dependem da formação de uma camada dentinária hibridizada, que consiste em monómeros de resina polimerizada impregnados numa matriz de dentina desmineralizada.

A imagem SEM do local da falha mostra o material de restauração ainda aderente à superfície dentinária (Pereira et al, 1997).

MANIPULAÇÃO

1. **Preparação da superfície dentária:-**

O esmalte e a dentina são primeiro limpos com uma pasta de pedra-pomes, seguida de um esfregaço com ácido poliacrílico durante 5 segundos. Após condicionamento e enxaguamento, a superfície do dente deve ser isolada e seca.

2. **Proporção e mistura :-**

- A proporção de pó e líquido é de 2:1 em peso. O pó e o líquido são doseados imediatamente antes da mistura.
- O primeiro incremento é incorporado rapidamente para produzir uma consistência leitosa homogénea.

• A mistura é efectuada através do método de dobragem para preservar a estrutura do gel.

• A mistura acabada deve ter uma superfície brilhante (figura 4).

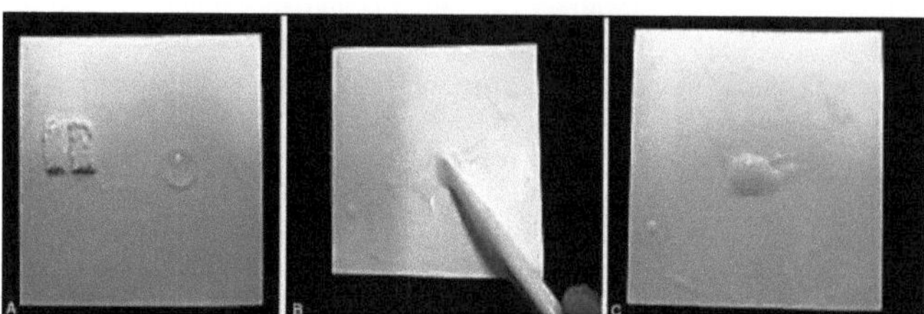

Figura 4. Mostra o proporcionamento e a mistura de GIC

3. Proteção do cimento durante a presa :-

• O cimento de ionómero de vidro é extremamente sensível ao ar e à água durante a presa.

• Imediatamente após a colocação na cavidade, é-lhe aplicada uma matriz pré-formada.

4. Acabamento:-

• O material em excesso deve ser cortado das margens.

• Os instrumentos manuais são preferíveis às ferramentas rotativas para evitar a abertura de valas.

• O acabamento posterior é efectuado após 24 horas.

5. Proteção do cimento após a presa:-

• Antes de dispensar o paciente, a restauração é novamente revestida com o agente protetor para proteger a área aparada.

• A não proteção durante as primeiras 24 horas resulta no enfraquecimento do cimento.

UTILIZAÇÕES

1. Material de restauração estética anterior para restaurações de classe III e

V.

2. Para cimentação.
3. Para o fortalecimento do núcleo.
4. Para abrasão cervical e zona hipomineralizada
5. Para um tratamento restaurador atraumático.
6. Como adesivo de brackets ortodônticos.
7. Como restauração para dentes decíduos.
8. Utilizado como forro

VANTAGENS

- Aderência inerente à superfície do dente
- Bom marginal
- Propriedade anticariogénica
- Biocompatibilidade
- Preparação mínima necessária

DESVANTAGENS

- Baixa resistência à fratura

- Baixa resistência ao desgaste
- Sensível à água durante a fase de presa
- Menos estético do que o compósito

CONSIDERAÇÕES CLÍNICAS

Os ionómeros de vidro podem ser utilizados como revestimento, como cimento de cimentação ou como material de base/núcleo. Como material de restauração, o ionómero de vidro oferece a vantagem de ser o único material com uma verdadeira ligação química à estrutura dentária e libertação de flúor (Mount GJ, 1993; 1994).

Embora a resistência de união in vitro do ionómero de vidro à estrutura dentária seja significativamente inferior à resistência de união dos outros materiais, a experiência clínica mostra que os ionómeros de vidro são bem retidos. Isto pode dever-se ao facto de a ligação química ter um carácter diferente da ligação puramente mecânica de outros materiais.

A força dos ionómeros de vidro tradicionais reside no facto de serem curados sem luz, embora isto possa ser visto como uma fraqueza para algumas indicações clínicas. Os ionómeros de vidro também se ligam quimicamente à estrutura do dente, mas são frágeis e podem rachar ou partir se forem sujeitos a fortes forças opostas, como uma oclusão disfuncional durante um movimento de excursão com uma substância alimentar dura[6] . Welbury et al (1991) compararam a amálgama e um ionómero de vidro auto-polimerizável em dentes decíduos durante 5 anos.

Oito cavidades de classe I e III de classe II foram restauradas com ionómero de vidro e a taxa de insucesso global da emulação foi de aproximadamente 50% aos 2 anos, em comparação com 8% da amálgama. Falharam significativamente mais ionómeros de classe II do que de classe I, sendo a principal razão a fratura da restauração[7] .

As propriedades físicas dos ionómeros de vidro tradicionais melhoraram drasticamente muito recentemente com a introdução de materiais de ionómero de vidro com uma elevada relação pó/líquido. Estes materiais mais densos proporcionam uma sensação de "condensação", facilitando a sua utilização em dentes posteriores. Estes materiais mais resistentes melhoraram as resistências à compressão e à flexão, de 190 para 250 MPa e de 30 para 45 MPa, respetivamente, permitindo a sua utilização em restaurações oclusais maiores do que era possível anteriormente.

MODIFICAÇÕES

TÉCNICA DE SANDUÍCHE

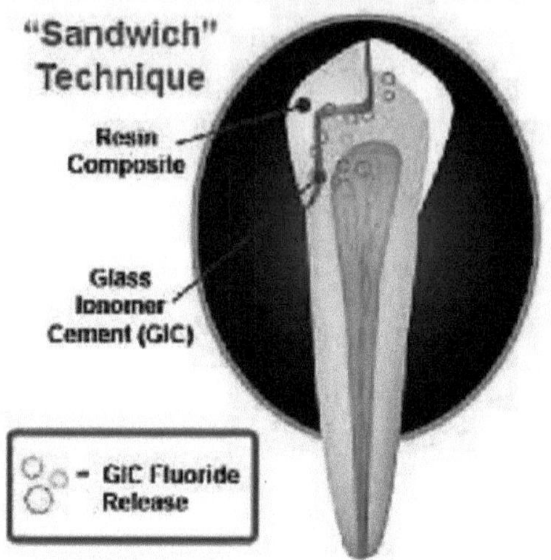

Figura 5. Mostra a técnica Sanduíche

- Desenvolvido por Mclean,
- Para combinar as propriedades benéficas do GIC e do compósito.
- Há uma libertação contínua de fluoreto (figura 5).

ETAPAS CLÍNICAS

- Após a preparação da cavidade, condicionar a cavidade para desenvolver uma boa adesão com o GIC.
- Colocar o GIC de tipo III na cavidade preparada.
- Após o endurecimento, condicionar o esmalte e o GIC com ácido ortofosfórico durante 15 segundos.
- Isto irá melhorar a ligação micromecânica à resina composta.
- Aplicar uma camada fina de agente de ligação de esmalte de baixa viscosidade e, finalmente, colocar a resina composta sobre o GIC e fotopolimerizá-la.

VANTAGENS

- O encolhimento da polimerização é menor, devido à redução do volume do compósito.
- Resposta pulpar favorável.
- Ligação química ao dente.
- Propriedade anticariogénica.
- Melhor resistência, acabamento e estética da resina composta sobrejacente.

CIMENTO DE IONÓMERO DE VIDRO MODIFICADO COM RESINA

Os cimentos RMGI ou cimentos de ionómero de vidro modificados por resina irão provavelmente dominar no futuro imediato, uma vez que são fáceis de manusear e têm aplicação universal[11] . Para ultrapassar as desvantagens das resinas compostas e dos CIV, tais como a formação de manchas brancas, o campo de ligação seco e a destruição do esmalte dos compósitos e a baixa resistência de ligação dos CIV, foram introduzidos os cimentos de ionómero de vidro modificados com resina (figura 6). Estes novos materiais incorporam uma matriz de resina [monómeros hidrofílicos, tais como

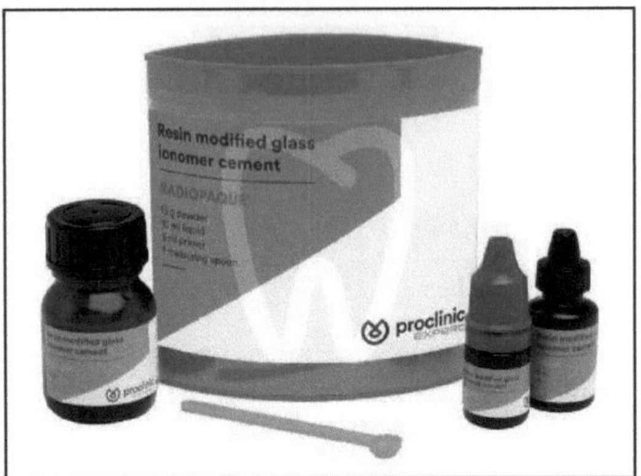

Figura 6. Mostra o cimento de ionómero de vidro modificado com resina e líquido

hidroxietilmetacrilato (HEMA)] e iniciadores de polimerização em GICs. Os RMGICs activados por luz têm as vantagens dos GICs (libertação de flúor, mesmo que pareça ser um pouco inferior à dos GICs, ligação química ao esmalte e ao metal e adesão em campos húmidos) e as propriedades mecânicas e físicas das resinas compostas.[12]

Os GIC convencionais mantêm a sua resistência máxima após 24 horas. A adição de resina à formulação do cimento facilitou a fotopolimerização, permitindo uma presa rápida e um desenvolvimento rápido da resistência. Os RMGICs são normalmente encapsulados e de cura dupla. Assim que o líquido e o pó são misturados, ocorre a reação ácido-base e a polimerização da resina por radicais livres iniciada pela luz. A fase de resina polimeriza-se rapidamente, enquanto o desenvolvimento da fase de ionómero de vidro prossegue lentamente através de uma reação ácido-base ao longo de um período de tempo, com o material a atingir a sua força de ligação total 24 horas após a sua aplicação. A fotopolimerização ativa a polimerização por radiação livre do HEMA e de dois outros monómeros, formando assim uma matriz de poli-HEMA e provocando uma fixação imediata do material[15]

Quando um cimento híbrido de aluminato de cálcio entra em contacto com soluções que contêm fosfato, como a solução salina tamponada com fosfato ou a saliva, desenvolve-se a formação de hidroxiapatite que adere ao substrato e preenche o espaço entre a restauração e o dente, selando assim a margem e impedindo a entrada de bactérias.

Clinicamente, os RMGICs eliminam a necessidade de trabalhar num campo seco, juntamente com a necessidade de condicionar e preparar as superfícies de esmalte, e permitem que as reparações de brackets sejam feitas rápida e facilmente. Chuang *et al.* concluíram que os RMGICs permanecem sensíveis à humidade, e todas as amostras no seu estudo mostraram uma selagem incompleta da margem da cavidade. Sugeriram a utilização de adesivo de resina para reduzir a fuga marginal dos RMGICs.[12]

Mazzaoui *et al.* mostraram que uma fina camada de cobertura adesiva para ligação à dentina diminuía significativamente a quantidade de flúor libertado tanto do GIC como do RMGIC. No entanto, não o bloqueou totalmente e o flúor continuou a ser libertado do RMGIC através da camada de resina. De acordo com uma série de estudos, os RMGICs parecem atingir resistências de ligação mais baixas em comparação com as resinas compostas, mas resistências de ligação mais elevadas em comparação com os GICs convencionais.

Assim, os RMGIC estão disponíveis como liners / bases, cimentos restauradores e cimentos de cimentação.

Existem 2 tipos de RMGIC com base na reação de fixação dada por Young Kyung Kim et al :

Cura dupla:

- Cura por luz visível - reação de polimerização da resina
- Mecanismo de endurecimento do ionómero de vidro [reação ácido-base].

Tri - cura

- Polimerização de metacrilato de radícula sem luz visível
- Reação ácido-base convencional
- Cura química da polimerização da resina de metacrilato de radical livre

Bases / Forros

Em 1987, a marca "Vitrebond" foi introduzida como uma base e um revestimento de ionómero de vidro modificado com resina fotopolimerizável (Mitra et al, 1989). Este material combina um cimento de polialkeonato de vidro com um componente de resina fotopolimerizável que endurece substancialmente através de um feixe de luz visível em 40 segundos.

Embora o Vitrebond tenha propriedades físicas que normalmente limitam a sua utilização à substituição da dentina, é um valioso material de substituição da dentina e do esmalte para utilização em restaurações sem tensão em dentes decíduos com uma duração prevista inferior a 5 anos (Croll TP 1990). A investigação demonstrou que o Vitrebond tem propriedades antimicrobianas que complementam a sua capacidade de selagem na proteção contra o acesso bacteriano aos túbulos dentinários[13] . (Scherer et al 1990; Coogan et al 1993, Shelburne et al 1997)

Cimentos de restauração

Em 1992, foi introduzido o RMGIC. Tendo em conta os ingredientes constituintes adicionais, os RMGIC oferecem várias vantagens em relação aos GIC tradicionais. Em primeiro lugar, são mais fortes nas suas propriedades físicas e mecânicas em virtude de conterem resina, um material mais forte e, ao mesmo tempo, a adesão química e a libertação e absorção de flúor, caraterísticas desejáveis dos GIC, são parcial ou totalmente mantidas nos RMGIC. (Fricker JP, 1994)

As propriedades físicas e mecânicas do RMGIC são melhores do que as do GIC convencional, o que proporciona uma maior resistência à fratura e a potenciais falhas quando estão presentes grandes forças oclusais.

Tal como os GIC tradicionais, os RMGIC devem ser misturados a partir de um sistema de 2 componentes. Os elementos de GIC e de resina autopolimerizável devem ser separados para impedir a reação até que sejam necessários na cadeira. Por conseguinte, o RMGI é oferecido tanto numa versão misturada à mão como numa versão capsulada, para facilitar a mistura dos componentes e medir com maior precisão. Os RMGIs permitem ao profissional colocar um material contendo GIC em preparações de cavidades onde se pretende uma cura imediata, por uma questão de tempo.[6] As vantagens dos sistemas de fotopolimerização são bem reconhecidas, mas sofrem de uma desvantagem inerente a todos os sistemas: todos eles permitem a penetração da luz visível apenas a uma profundidade limitada. Assim, é necessária uma técnica de estratificação, mas os CIV convencionais não têm este inconveniente, uma vez que a reação ácido-base não depende da luz.

Vitremer (RMGIC) tem um sistema de ionómero de vidro tricurado, devido às suas três reacções de cura distintas.

- Reação de ionómero de vidro de base ácida (iniciada quando o pó e o líquido são misturados)
- Cura de metacrilato de radical livre foto-iniciada (iniciada quando a mistura pó/líquido é exposta à luz, e ocorre apenas onde a luz penetrou).
- Cura de metacrilato de radical livre no escuro - iniciada quando o pó e o líquido são misturados, e pode prosseguir no escuro.[16]

Desvantagem

- A desvantagem destes materiais continua a residir nas suas propriedades de manuseamento, embora melhoradas em comparação com o GIC tradicional. O material tem de ser misturado e começa a endurecer de seguida.
- Uma vez que os RMGI contêm resina, estes materiais de restauração podem potencialmente contrair-se durante a polimerização[3] (Berg J.H. 1998)

Considerações clínicas:

Os RMGIC têm as mesmas propriedades de libertação de flúor e de ligação natural aos dentes que os GIC, são menos solúveis dentro de uma resistência melhorada e não requerem proteção contra a contaminação por humidade após o início da reação de fotopolimerização como os GIC, no entanto, são menos estéticos, mais ásperos e apresentam mais degradação da superfície quando comparados com o compósito

(Christensen GJ, 1996).

Existem três factores possíveis envolvidos na adesão (Vargas et al 1995)

- O ionómero de vidro penetra através da camada de esfregaço nos túbulos dentinários, proporcionando um interbloqueio micro-mecânico.
- O material forma uma camada de polímero na superfície da dentina
- Os iões são trocados entre o ionómero de vidro e a dentina na sua interface.

Embora os RMGI não tenham resistência suficiente para servirem como restaurações de coroas completas, ou em restaurações de Classe IV, têm um bom desempenho em dentes decíduos em restaurações de Classe I, Classe II, Classe III e Classe V (Croll TP et al 1993). Existem diferenças significativas nas propriedades físicas entre as marcas. Kerby et al, 1997 afirmou que Photac Fil, Fuji II L.C. e Vitremer são todos excelentes materiais para restaurações de classe I e II em dentes decíduos com longevidade esperada de 3 anos ou menos. No entanto, o Vitremer, quando misturado com um rácio pó-líquido elevado, tem proporcionado pelo menos 6 anos de serviço nesses casos. Esta mistura de cimento é possível porque o Vitremer não é fornecido em cápsulas predispostas[13] .

Num estudo realizado por Fuks et al (2000) compararam o desempenho clínico de Vitremer (RMGI) e Z100 + Scotch bond Multipurpose (resina composta) numa restauração de classe II. A restauração até aos 18 meses era clinicamente boa e não foi observada qualquer diferença significativa. No entanto, na avaliação aos 19-24 meses, o Z100 foi melhor classificado do que o Vitremer no que respeita ao aspeto da superfície e à correspondência de cores, mas a prevalência de defeitos radiolúcidos na margem cervical para o Z100 (47%) foi significativamente mais elevada do que para as restaurações Vitremer (13%).[14]

Provavelmente devido à melhoria das propriedades elásticas dos RMGI's, Croll e Helpin (1995) não observaram qualquer fratura aos 18 meses em 250 restaurações colocadas em cavidades de Classe II.

Cimentos de cimentação

Os cimentos de cimentação RMGI chegaram ao mercado pouco depois dos cimentos de restauração RMGI. Estes materiais quimicamente polimerizados têm uma elevada resistência à fratura e à compressão; são fáceis de manusear e raramente estão associados a sensibilidade pós-cimentação quando cimentados à dentina. (figura 7) o cimento e o líquido com a almofada de mistura. Estes materiais dão todas as indicações de se tornarem o meio de cimentação padrão em Odontopediatria e em prótese fixa (Nicholson e Croll).

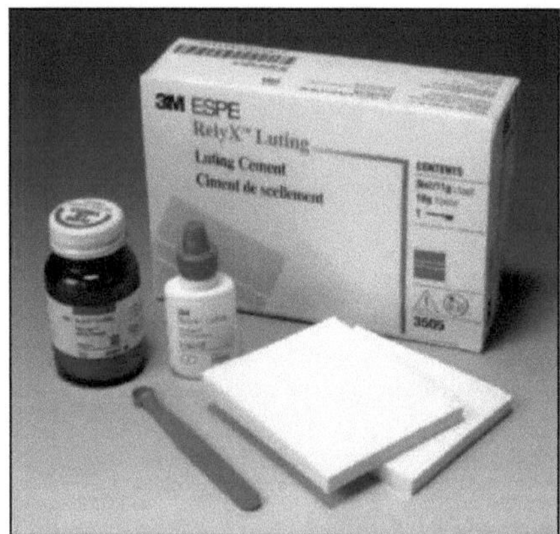

Figura 7. Mostra a mistura de cimento e líquido com a almofada de mistura

Embora o material RMGI polimerizado por luz visível não possa ser utilizado para a lutagem de coroas, é possível poupar tempo clínico substancial utilizando este cimento para bandas ortodônticas e mantenedores de espaço. Nestes casos, o feixe de luz irradia através da estrutura dentária para a reação inicial de endurecimento[13]

.

GIC CONDENSÁVEL

Foi desenvolvido nos anos 90 como um material de enchimento para ART. Também é chamado de auto-endurecedor ou GIC de alta viscosidade. Trata-se de um cimento de ionómero de vidro modificado por resina, quimicamente ativado (RMGICs)[17] , ilustrado na figura 10. Foi desenvolvido como resposta à necessidade de materiais de preenchimento na técnica de terapia restauradora automática, o que significa restauração em condições de instrumentação mínima. Após a escavação da cárie com uma escavadora e um isolamento na medida do possível, o material de restauração é condensado na cavidade sob a pressão de um dedo. O excesso de material pode ser removido imediatamente com um instrumento afiado.[18] É utilizado principalmente em Odontopediatria para o Tratamento Restaurador Atraumático (ART).

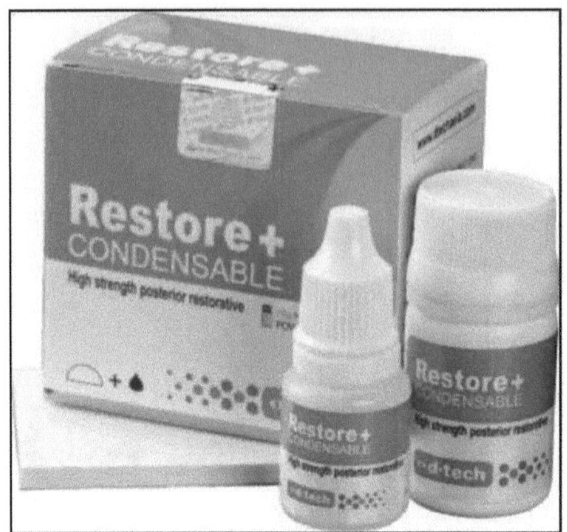

Figura 8. Mostra o GIC condensável

Também é utilizado para a cimentação de coroas de aço inoxidável, mantenedores de espaço, bandas e brackets. Têm uma elevada relação pó-líquido e uma reação de presa rápida. Os GICs de alta viscosidade (figura 8) melhoraram as propriedades físicas através de modificações químicas no historial térmico do pó de vidro, o que permite rácios pó-líquido mais elevados do que os anteriores restaurativos convencionais. A elevada viscosidade é o resultado da adição de poli (ácido acrílico) ao pó e de uma distribuição granulométrica mais fina[17] . A restauração deve ser coberta com um agente de ligação imediatamente após a colocação para evitar a contaminação por fluidos da área circundante.

REACÇÃO DE FIXAÇÃO

- Proveitos de acordo com a reação ácido-base habitual, semelhante à dos GIC[18] .

COMPOSIÇÃO

- Pó: Vidro de silicato de alumínio; 90-95 %
- Ácido poliacrílico : 3-5%
- Líquido: ácido poliacrílico - 45 %
- Água destilada: 50%

PROPRIEDADES

- Elevada resistência à compressão
- Elevada resistência à tração
- Definição rápida
- Maior dureza da superfície
- Força do flúor

VANTAGENS

- Embalável / condensável
- Colocação fácil
- Não pegajoso
- Redução da sensibilidade precoce à humidade
- Acabamento rápido
- Resistência ao desgaste melhorada
- Baixa solubilidade

DESVANTAGENS

- Vida limitada
- Moderadamente polível
- Não é estético em termos comparativos

INDICAÇÕES

- Restaurações de classe I, II em dentes decíduos
- ARTE
- Restauração geriátrica nas classes I, II, III e V
- Restaurações cervicais
- Temporários de longa duração em cáries galopantes
- Construção do núcleo
- Restaurações de fossas e fissuras profundas
- Classe I, II em dentes permanentes
- Materiais de restauração final em dentes permanentes em áreas que não suportam tensões
- Restauração de sanduíches[17]

GIC DE BAIXA VISCOSIDADE

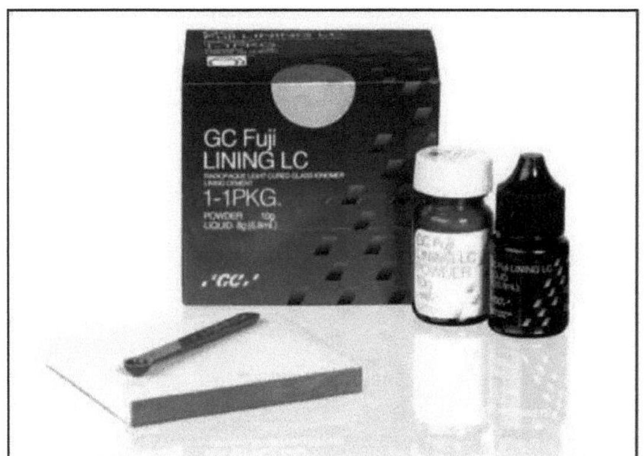

Figura 9. Mostra o GIC de baixa viscosidade

Também designado por GIC fluido. Tem pouca quantidade de pó e, portanto, maior fluxo. As restaurações feitas com o GIC flowable como liner, (figura 9), pareceram melhorar a adaptação da parede da cavidade em cavidades proximais de dentes decíduos em comparação com o método tradicional de restauração ART proposto por Frencken e Holmgren. As restaurações feitas com o GIC fluido como liner também mostraram menos microinfiltração e nenhum vazio na interface dente/restauração, mostrando assim uma reação de presa com propriedades de resistência melhoradas.

Apesar de o mecanismo de ligação do GIC à estrutura dentária não ser completamente claro, a adesão química é conseguida por uma interação entre os grupos carboxílicos dos poliácidos e a hidroxiapatite, uma vez que os primeiros deslocam os iões de fosfato e cálcio da segunda. A relação pó-líquido mais baixa utilizada para a camada fluida tem caraterísticas importantes relacionadas com a adesão das estruturas dentárias. O maior teor de ácido poliacrílico disponível pode ser responsável por um maior número de ligações cruzadas e uma melhor molhabilidade. Estes factos podem explicar a menor microinfiltração e a ausência de espaços vazios.

Os princípios de adesão sugerem que os materiais mais fluidos penetram melhor no substrato, favorecendo a adesão micromecânica. Uma melhor adesão também contribui para uma maior resistência à microinfiltração. O CIV apresenta uma adesão química e uma adesão micromecânica, e ambos os mecanismos são também reforçados pela camada fluida. Assim, o CIV fluido apresenta uma melhor adaptação do material nas paredes da cavidade.

A inserção de uma camada fluida de CIV nas cavidades proximais antes da inserção de uma camada regular de CIV pode melhorar a sua adaptação às estruturas dentárias. A presença de uma camada de GIC fluida parece promover uma melhor adesão nas cavidades proximais, sem comprometer as propriedades mecânicas das restaurações[19] .

Os GIC fluidos são também utilizados como selante de fossas e fissuras, selante endodôntico, selante de áreas cervicais hipersensíveis[20] .

Por exemplo: revestimento Fuji LC, Fuji IV, Ketac- Endo[17]

Existem 2 tipos de GIC de baixa viscosidade:

1. Materiais com carga de flúor: Trata-se de um material de duas partes, constituído por uma parte de restauração e uma parte de carga. A parte restauradora é utilizada da forma habitual. Quando a primeira explosão de flúor é expandida, o material recebe uma carga de flúor utilizando a segunda parte`

2. **Material "inteligente" de pH baixo:** Desenvolvido para permitir a libertação de fluoreto quando o pH oral é baixo. São também designados por materiais "inteligentes", uma vez que a libertação de flúor é episódica e não contínua, o que ajuda a prolongar a utilidade terapêutica do material.[21]

VIDRO BIOACTIVO REFORÇADO

O vidro bioativo foi inventado pelo Dr. Larry Hench em 1969. Quando o vidro bioativo é imerso em soluções aquosas, tais como saliva artificial ou fluido corporal simulado (SBF), ocorre uma rápida troca catiónica de Na^+ e/ou Ca^{2+} com iões H^+ da solução devido à hidrólise da superfície. O fosfato também é lixiviado do vidro bioativo. A acidez da solução aumenta gradualmente e forma-se uma região rica em sílica na superfície do vidro bioativo. A sílica solúvel é perdida sob a forma de $Si(OH)_4$ para a solução e repolimeriza-se numa camada rica em sílica. O Ca^2 + e o PO_4^{3-} migram de novo da solução para a superfície, formando uma camada amorfa de fosfato de cálcio sobre a camada rica em sílica (figura 10). Finalmente, os iões hidroxilo e o carbonato são incorporados a partir da solução, e o cálcio

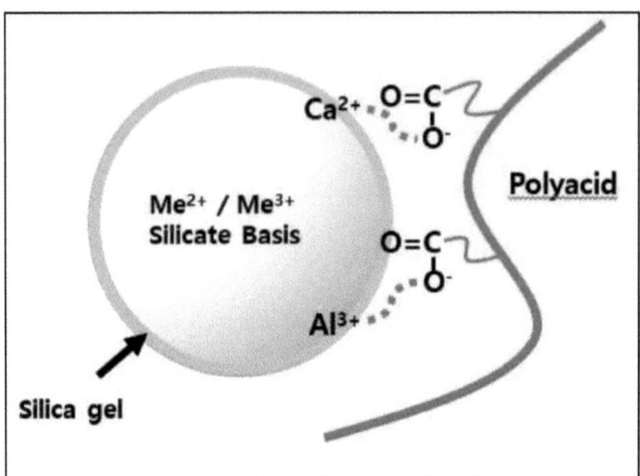

Figura 10. Mostra a formação de gel de sílica

Quando o vidro bioativo contém flúor ou quando estão disponíveis iões de flúor livres no ambiente circundante, o vidro bioativo provoca a formação de fluorapatite, que se provou ser mais resistente à dissolução ácida quando comparada com a hidroxiapatite. Estudos anteriores indicaram que o vidro bioativo pode remineralizar o esmalte e a dentina. Além disso, os materiais dentários contendo bioactivos, tais como adesivos, resinas compostas e GICs, demonstraram ter potencial para causar a remineralização da dentina. No entanto, estudos recentes avaliaram vidros bioactivos contendo GICs para validar as afirmações de que essa combinação melhorará a bioatividade, a capacidade de regeneração e a restauração dos dentes. Além disso, existe um interesse cada vez maior na aplicação de materiais bioactivos no campo dentário, numa tentativa de remineralizar a dentina afetada por cáries.

Com base nos resultados de estudos anteriores, existe a possibilidade de sinergia de remineralização se o vidro bioativo for incorporado no CIV, uma vez que este material induz uma remineralização coordenada através da libertação de flúor do CIV e dos suplementos de cálcio e fosfato do bioativo. Choi et al. relataram que a adição de bioativo ao CIV convencional levou à formação de uma fase mineral na superfície do CIV, demonstrando a bioatividade in vitro do vidro bioativo incorporado no CIV. A bioactivação dos GIC visa melhorar as suas propriedades mecânicas. Isto aumenta o tempo de presa do GIC. Em alguns estudos, foi referido que os GICs convencionais e modificados com resina contendo bioactivos aumentaram o efeito de mineralização in vivo, mas afectaram negativamente a resistência à compressão e a microdureza da superfície.

Quando a quantidade de vidro bioativo aumentou no CIV, foram observados mais precipitados na superfície da dentina. Isto sugeriu que estão presentes mais iões de cálcio no vidro bioativo contendo GIC, como foi evidenciado por uma camada amorfa de fosfato de cálcio. Também relataram a deposição de minerais in vivo em torno de restaurações de vidro bioativo contendo GIC. Choi et al. sugeriram outras evidências para a mesma descoberta através da pesagem dos seus espécimes. Os precipitados formados nas superfícies de vidro bioativo contendo GIC foram considerados como uma camada de fosfato de cálcio no estudo. A camada de fosfato de cálcio é considerada como um precursor da hidroxiapatite e pode ligar o colagénio desmineralizado e formar cristais de hidroxiapatite. Além disso, confirmou-se que a incorporação de vidro bioativo no CIV não afectou negativamente a SBS do CIV à dentina neste estudo.

Embora poucos estudos tenham confirmado os benefícios da incorporação de vidro bioativo no CIV, a incorporação de vidro bioativo no CIV tem também algumas desvantagens. Yli-Urpo et al. afirmaram que a razão para a diminuição das propriedades mecânicas do vidro bioativo que contém CIV é a fraca ligação das partículas de vidro bioativo à matriz de CIV. Poderá ser a formação de sal de poliacrilato de sódio que inibe a reação de reticulação do ácido polialcenóico com $Al3^{+}$ e Ca2. Com base num estudo de Choi et al., o tempo de presa do CIV contendo bioactivos aumenta proporcionalmente com a quantidade de vidro bioativo. A razão para isto é que a libertação catiónica do vidro bioativo é inferior à do vidro de alumino-fluorossilicato, comprometendo assim a reação ácido-base do CIV.

A viscosidade do CIV é um fator crucial porque pode dificultar a aplicação clínica do CIV em cavidades orais. No estudo realizado por Rodriguez, a viscosidade do CIV incorporado com vidro bioativo tendeu a aumentar com o aumento da quantidade de vidro bioativo. Este aumento da viscosidade pode estar relacionado com a sílica, que é um dos principais componentes do vidro bioativo. A sílica tende a auto-aglomerar-se e pode aumentar a viscosidade da mistura de GIC. Para a utilização clínica e comercialização do vidro bioativo incorporado no GIC, é necessário determinar a proporção óptima entre o vidro bioativo e o pó de GIC, que possa satisfazer tanto a capacidade de remineralização como as propriedades de manuseamento[20] .

Assim, o vidro bioativo adicionado aos GICs pode melhorar a bioatividade do dente, a capacidade de regeneração e a restauração[23] . O vidro bioativo pode ajudar a remineralizar a dentina.

GIOMERS

Os Giomers são uma verdadeira hibridação de GIC e compósito. É uma classe de material de restauração introduzida pela Shofu (Shofu Inc), que combina as propriedades de libertação de flúor de um GIC com a resistência e a estética das resinas compostas. Nos giómeros, existe a presença de partículas de ionómero de vidro pré-reagidas à superfície (cargas S-PRG) incorporadas na matriz de resina[24]. O vidro de Auoroaluminossilicato reage com o ácido polialquenóico para produzir uma fase estável de GIC; este vidro pré-reagido é depois misturado com a resina.[21] Assim, uma das propriedades mais importantes dos GIOMERs é a capacidade de libertar e recarregar fluoreto para prevenir cáries secundárias[24].

Os giómeros são semelhantes aos compómeros e aos compósitos de resina por serem altamente activados e exigirem a utilização de um agente de ligação para aderir à estrutura dentária. Os Giomers libertam flúor mas não têm a libertação inicial de flúor do tipo "explosão" e a libertação a longo prazo (ou seja, 28 dias) foi inferior à do GIC, RMGIC e compómero. No polimento com discos soflex - eles têm uma superfície mais lisa do que o GIC[17].

Os Giomers foram subdivididos em dois grupos distintos de materiais, dependendo da quantidade de vidro que é reagido com base na tecnologia PRG, nomeadamente aqueles em que as partículas de ionómero de vidro foram reagidas à superfície e aqueles que foram totalmente reagidos.

* Os ionómeros de vidro pré-reagidos à superfície, ou seja, S- PRG = superfície de vidro, são adequados para indicações compostas

* Os gigômeros de ionômero de vidro totalmente pré-reagidos, ou seja, F-PRG = Reação de vidro total/inteiro, são utilizados em sistemas adesivos de dentina, selantes de fissuras e como material de restauração para áreas não portadoras de carga[22,19]

Ex: Beautiful, Reactmer

A tecnologia de enchimento PRG do giómero é que o ácido polialcenóico desidratado faz parte da matriz de resina, uma vez que a reação do vidro ácido-reativo que contém o flúor com o ácido polialcenóico em água tem lugar antes de ser incorporado na matriz de resina.

Um Reactmer anterior (Shofu, Kyoto, Japão) utilizava a tecnologia F -PRG, mas este material era indicado apenas para cavidades cervicais

O S-PRG liberta vários iões (fluoreto, sódio, silicato, alumínio, borato e iões de estrôncio) que proporcionam múltiplas funções biológicas, incluindo a libertação e recarga de fluoreto, efeitos anti-placa e anti-biofilme e modulação do pH. Para além de proporcionar proteção contra as cáries, estas acções também melhoram as caraterísticas funcionais e a estética de um material compósito de restauração.

Foi demonstrado que os materiais de restauração GIOMER fornecem eficazmente iões, especialmente iões de flúor e estrôncio, e inibem a desmineralização do esmalte *in vitro*. Por conseguinte, deve ter-se consciência dos riscos de confiar na tecnologia GIOMER ao aplicar a resina composta como material de restauração em casos em que a bioatividade é crucialmente necessária, tal como na bio-mineralização do substrato dentário. Além disso, num estudo de laboratório, os valores de descoloração e de sorção de água de um GIOMER foram significativamente mais elevados do que os de duas resinas compostas nanohíbridas, sendo estes dois factores caraterísticos que podem prejudicar a longevidade funcional e estética da restauração. Os compósitos restauradores GIOMER mais utilizados foram Beautifil, Reactmer, Beautifil II, Beautifil Flow Plus F00 e Beautifil Flow F10. Esta classe de material tem propriedades de GIC relacionadas com o flúor

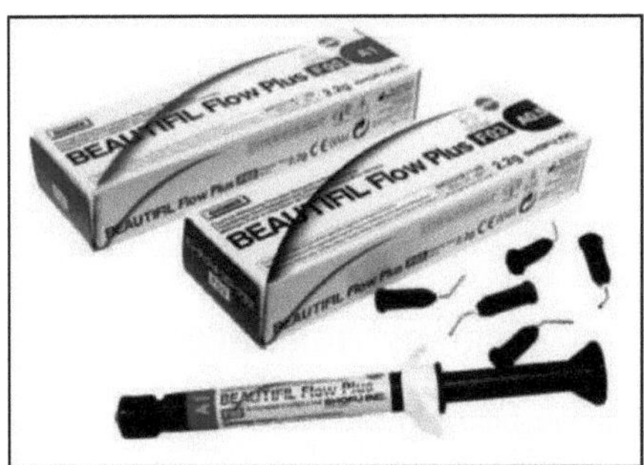

Figura 11. Mostra o fluxo de Beautifill mais

e recarga de flúor, juntamente com uma melhor estética, resistência e facilidade de polimento. As versões actuais das resinas Beautifil (figura 11) e do sistema adesivo FL -Bond (Shofu, Kyoto, Japão) desenvolvidas com a tecnologia S -PRG são indicadas para cavidades de Classe I e Classe II. O Beautifil II é considerado um GIOMER de segunda geração introduzido no mercado. O GIOMER fluido foi introduzido mais recentemente e também se baseia na tecnologia S -PRG[24] .

Os materiais preenchidos com S-PRG demonstraram ser eficazes na remineralização do esmalte em dentes decíduos e podem, por conseguinte, ser considerados como um material para o tratamento de prevenção de cáries. Alguns estudos concluíram que tem menos sucesso a longo prazo em comparação com as resinas, no entanto, pode ser utilizado para restaurações cervicais e oclusais e, mesmo em dentes decíduos, foi relatado sucesso clínico e radiográfico aos 6 e 12 meses em cavidades de classe II em molares decíduos e até mantém qualidades aceitáveis após 13 anos de acompanhamento. Da mesma forma, o sistema restaurador provou ser eficaz em cavidades de classe I e II em molares permanentes. Por outro lado, não parece ser uma boa alternativa como selante em dentes em erupção. Também foram observados resultados positivos quando utilizado como restauração em dentes com MIH, incluindo a eliminação da sensibilidade. Os cimentos S-PRG utilizados como capeamento pulpar induzem a formação de dentina terciária[26] .

CIMENTOS DE IONÓMERO DE VIDRO REFORÇADO

É também designado por fibra de vidro reactiva. Os materiais GIC são limitados nas suas aplicações para restaurar cavidades grandes e não são recomendados para restaurações de classe II devido à perda de material nas superfícies proximais[27] . Ionómero de vidro reforçado utilizado posteriormente (figura 12).

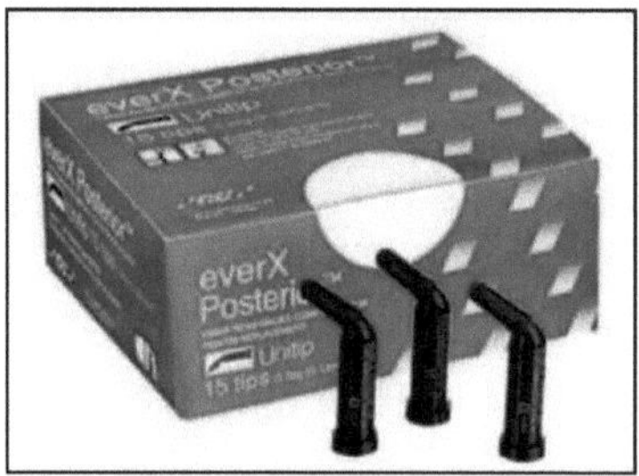

Figura 12. Mostra o GIC reforçado utilizado a posteriori

Foram realizados vários estudos para avaliar o efeito da adição de fibra de vidro nas propriedades mecânicas dos CIV, especificamente na resistência à fratura e na força.17-19 A adição de fibras de vidro curtas (CaO-P2O5-SiO2-Al2O3) de comprimentos variáveis a um CIV comercial misturado à mão foi relatada por Kobayashi et al. 8[2]

Uma possibilidade de alargar a utilização dos materiais GIC a cavidades dentárias mais complexas e a restaurações de longa duração consiste em melhorar as propriedades globais através do reforço com fibras curtas sem comprometer as excelentes caraterísticas de manuseamento. Estudos relataram que a adição de concentrações de fibras de vidro curtas resultou num aumento do valor médio da resistência à tração diametral (DTS).

Uma das formas é a incorporação de fibras de alumina no pó de vidro para melhorar a sua resistência à flexão. Esta tecnologia, designada por Material de Matriz Inorgânica Rígida Polimérica, envolve a incorporação de uma rede contínua / andaime de fibras cerâmicas de alumina e SiO2. Aumenta a profundidade de cura, reduz a contração da polimerização, melhora a resistência ao desgaste e aumenta a resistência à flexão[21] .

Lohbauer *et al.* avaliaram a resistência à fratura e a libertação total de energia de um ionómero de vidro reforçado com fibras para aplicações dentárias contendo 20 % vol. de fibras curtas (430 mm). Obteve-se um aumento da resistência à fratura de 140% e uma taxa de libertação total de energia de 440% em comparação com o GIC não reforçado.

Num estudo mais recente, Garoushi *et al.* investigaram o efeito de reforço de cargas ocas e sólidas descontínuas de fibra de vidro com duas fracções de carga diferentes na resistência à fratura, resistência à flexão, módulo de flexão, resistência à compressão e resistência à tração diametral de RMGICs convencionais e RMGICs. Os resultados demonstraram um aumento da resistência à fratura (280% e 200%) e da resistência à flexão (170% e 140%) dos RMGICs convencionais e dos RMGICs reforçados com fibras de vidro descontínuas ocas (10% em peso), respetivamente, em comparação com os materiais não reforçados, com exceção da resistência à compressão, que não apresentou qualquer diferença significativa.[23]

O efeito da incorporação de fibra de vidro nas propriedades mecânicas dos GIC, especificamente na resistência à fratura e na força, aumentou e, por conseguinte, há uma melhoria na força e na resistência à fratura do material. Outra possibilidade é adicionar fibras entrançadas contínuas numa técnica de sanduíche para reforçar a região proximal e tornar a estrutura mais resistente às forças oclusais.

As subsecções seguintes examinarão o sucesso relativo de cada abordagem no reforço de um MIC modificado com resina[27]

Fibras curtas descontínuas

O reforço descontínuo de fibras de vidro curtas contribuiu para uma melhoria das propriedades mecânicas do material RMGIC, independentemente do tratamento de superfície. O efeito das fibras curtas descontínuas mostrou uma menor tendência para a fratura do que o GIC convencional.

A fração volumétrica da fibra é um fator importante conhecido por afetar as propriedades mecânicas dos GICs reforçados com fibra. No entanto, as propriedades nem sempre aumentam monotonicamente com a fração volumétrica, na qual se verificou que 5 vol.% era a concentração óptima de fibras que permitia manter a relação recomendada entre a massa de pó e a massa de líquido (3,1:1), juntamente com o fácil manuseamento do material. Isto é considerado importante porque as propriedades mecânicas dos GICs também dependem fortemente da relação pó/líquido.

Com 10 % vol. de fibras, era demasiado difícil manusear o material. Com 7,5 % de fibras, era possível obter um bom manuseamento com a adição de líquido extra, mas os testes preliminares mostraram que isso comprometia a resistência. Outro estudo sobre GICs reforçados com fibras curtas, que adicionou as fibras curtas ao pó de vidro, também relatou que era necessária uma quantidade extra de líquido para obter a consistência correta do material. Assim, é importante considerar que os benefícios do reforço com fibras podem ser negativamente contrabalançados por uma matriz fraca se for necessário um líquido adicional.

A obtenção de uma ligação interfacial óptima entre as fibras e a matriz de ionómero de vidro é considerada crítica para a obtenção de propriedades mecânicas superiores do compósito frágil. Uma ligação demasiado forte causará uma fratura frágil da fibra e limitará o efeito de endurecimento, enquanto uma ligação demasiado fraca permitirá um arrancamento fácil sem transferência significativa de tensão para as fibras.

Em resumo, a adição de fibras de vidro orientadas aleatoriamente proporcionou melhorias significativas na resistência e na tenacidade em comparação com o RMGIC não reforçado. Para além das propriedades mecânicas atractivas, outra vantagem da utilização de fibras curtas é que o material pode ser adaptado a qualquer tipo de forma de cavidade. As propriedades mecânicas melhoradas, para além dos benefícios da ligação à estrutura dentária, fazem dos RMGIC reforçados com fibras um material potencial para restaurações a longo prazo.

Fibras entrançadas

As fibras contínuas entrançadas são muito mais eficazes no aumento da resistência à flexão de um RMGIC do que as fibras curtas descontínuas. A vantagem da utilização de fibras contínuas entrançadas em relação às fibras curtas é que a arquitetura contínua entrelaçada promove uma transferência de carga bem distribuída para as fibras.

A fita entrançada tem uma composição e um tratamento de superfície diferentes, sendo que as fibras entrançadas são feitas de polietileno e receberam um tratamento de plasma frio na superfície da fibra para melhorar a molhabilidade da fibra e a adesão fibra-matriz

Para além disso, a pré-impregnação das fibras com resina antes da aplicação da matriz RMGIC aumentou consideravelmente a resistência à flexão e o módulo de Weibull. A resistência caraterística do grupo pré-impregnado (173 MPa) foi quase o dobro da das fibras não impregnadas (107 MPa). Estes resultados sugerem que a pré-impregnação cria um reforço mais forte através de uma melhor ligação das fibras à matriz GIC[27] .

CIMENTOS DE IONÓMERO DE VIDRO REFORÇADOS COM HIDROXIAPATITE

Apesar de os GIC terem uma biocompatibilidade superior, foram feitas inúmeras tentativas para adicionar vidros biologicamente activos. A hidroxiapatite (figura 13) parece ter um comportamento biológico deslumbrante; a sua composição e estrutura cristalina são semelhantes às da apatite encontrada nas estruturas dentárias humanas e no sistema esquelético[8] e, por isso, designada por "mineral ósseo" e tem propriedades caraterísticas que são favoráveis na restauração dentária. A hidroxiapatite é também um mineral natural. É utilizada para melhorar a dureza, a resistência e a biocompatibilidade da superfície, uma vez que a estrutura da hidroxiapatite se assemelha a um dente natural.

A adição de nanopartículas de hidroxiapatite ao R-GIC foi utilizada para a produção de materiais semelhantes aos tecidos duros humanos utilizados na restauração dentária. Os cristais de nano-hidroxiapatite podem ajudar na remineralização do esmalte, e foi recomendado que as propriedades mecânicas superiores dos CIV modificados com apatite são consequência da interação iónica entre o ácido poliacrílico e os cristais de apatite[8] .

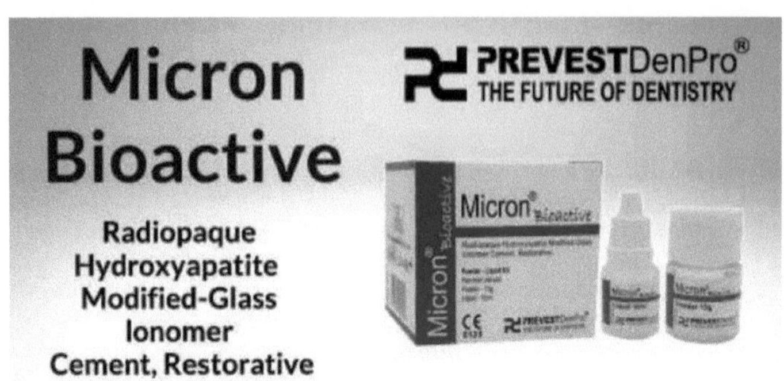

Figura 13. Mostra o cimento de ionómero de vidro de hidroxiapatite

Os cimentos adicionados de nanohidroxiapatite e fluoroapatite apresentam uma resistência à compressão superior (177-179 MPa), uma resistência à tração diametral elevada (19-20 MPa) e uma resistência à flexão biaxial mais elevada (26-28 MPa). Os GICs que contêm nano-biocerâmicas mostram potencial como materiais dentários de restauração, juntamente com propriedades mecânicas melhoradas e resistência de ligação à dentina[10] .

Em comparação com a micro-hidroxiapatite (micro-HA), a diminuição do tamanho das partículas de nano-hidroxiapatite, semelhante ao tamanho dos minerais nos dentes, leva a um aumento da área de superfície e a uma maior solubilidade. Por conseguinte, a nano-HA com elevada solubilidade pode preencher mais eficazmente os microporos desmineralizados dos defeitos do esmalte através da libertação de iões inorgânicos, como o cálcio e o fosfato, e aumentar a força de ligação entre o material de restauração e os dentes. À medida que as partículas de hidroxiapatite e os iões inorgânicos se infiltram na superfície desmineralizada, impedem o movimento do cálcio libertado da superfície do esmalte. Assim, a resistência à desmineralização é aumentada. Além disso, quando a hidroxiapatite foi adicionada ao CIV, a superfície do esmalte ficou mais lisa e com maior regularidade, em comparação com o grupo do CIV adicionado com micro-hidroxiapatita.

No grupo GIC adicionado com nano-hidroxiapatite, foi observada a deposição de uma maior quantidade de partículas de apatite semelhantes a osso em comparação com o grupo GIC adicionado com micro-hidroxiapatite.

O aumento da deposição de partículas de apatite semelhantes a osso no grupo GIC adicionado de nano-hidroxiapatite pode ser explicado por dois motivos. Em primeiro lugar, a elevada solubilidade da nano-hidroxiapatite pode aumentar a troca iónica ativa com o fluido corporal simulado, levando a uma maior formação de partículas de apatite semelhantes a osso. Em segundo lugar, a nano-hidroxiapatite tem uma composição semelhante à dos dentes, pelo que tem maior afinidade com a estrutura dentária[30] .

IONÓMERO DE VIDRO REFORÇADO COM CIMENTO DE SÍLICA

Num esforço para melhorar as propriedades mecânicas do GIC, foi adicionado dióxido de silício ao GIC. Foram feitas tentativas para utilizar agentes de reforço à base de SiO2 na configuração esquelética do GIC para aumentar o número de pontes de polissal na matriz vítrea e para obter uma melhor transparência[10] . (figura 14).

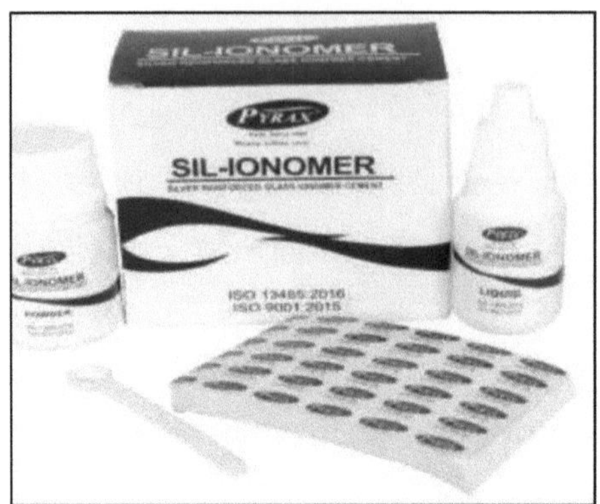

A figura 14 mostra. Cimento de ionómero de vidro reforçado com sílica

Ahmad Shiekh et al. (2014) sintetizaram um pó de nano-hidroxiapatita-sílica (nano-HA-SiO2) utilizando o método sol-gel[25] , que produziu com sucesso nanoHA alongado com tamanho de~103nm e nanoSiO2 esférico com tamanho de~30nm. Esta incorporação de nanoSiO2-HA resultou num aumento da dureza de ~73% quando comparado com o GIC convencional. Verifica-se que a incorporação de uma fase HA-SiO2 num GIC convencional melhorou as suas propriedades mecânicas com uma resposta citotóxica favorável[30] .

Avaliação da microdureza Vickers de nano-HA-SiO2-GIC com diferentes formulações por % em peso de SiO2 (11, 21 e 35%) e, por conseguinte, foi dividida em HA- 11SiO2, HA-21SiO2 e HA-35SiO2 com base no seu teor de sílica[23] .

Numa investigação mais recente, Moheet *et al.* avaliaram as propriedades mecânicas do compósito nano-HA-SiO2 GIC juntamente com vários estudos de caraterização. Verificou-se que a dureza, a resistência à compressão e a resistência à flexão do nano-HA-35SiO2-GIC eram estatisticamente superiores às do nano-HA-21SiO2-GIC e do nano-HA-11SiO2-GIC. Por conseguinte, pode concluir-se que o nano-HA-35SiO2-GIC pode ser sugerido como um potencial material de restauração dentária[23] .

Num estudo mais recente, foram adicionadas ao GIC novas nanopartículas de sílica mesoporosa encapsuladas em clorexidina. Foi relatado que a adição de nanopartículas de sílica mesoporosa encapsuladas com clorexidina a 1% em peso ao GIC inibiu eficazmente o crescimento de streptococcus mutans sem afetar as propriedades mecânicas do material. Sugeriu-se que a adição de nanopartículas de sílica mesoporosa encapsuladas em clorexidina a 1% em peso ao GIC pode ser utilizada como uma nova estratégia para prevenir cáries secundárias, prolongando assim a vida útil do material de restauração dentária[28] .

CIMENTO DE IONÓMERO DE VIDRO À BASE DE ZINCO

A presença de alumínio na fase vítrea de todos os CIVs disponíveis comercialmente tem restringido o seu uso generalizado em ortopedia, pois acredita-se que o alumínio cause uma mineralização óssea defeituosa, inibindo a formação de uma ligação estável entre o CIV e o osso. No entanto, o ião de alumínio desempenha um papel integral no processo de fixação de um CIV, e a sua ausência pode impedir a formação de cimento. Felizmente, o óxido de zinco (ZnO) pode atuar como um óxido modificador da rede e como um óxido intermédio, de forma semelhante à alumina[21] . Assim, o óxido de zinco (ZnO) tem sido utilizado nas formulações de ionómero de vidro. O ZnO tem um efeito duplo: actua como um óxido modificador da rede e forma um óxido intermédio semelhante à alumina[28] .

Num estudo anterior, dois vidros diferentes com concentrações variáveis de Ca2+, baseados no sistema Zn-silicato, foram adicionados ao GIC. Estes GIC modificados foram testados quanto às propriedades mecânicas e à biocompatibilidade. Os resultados dos ensaios mecânicos foram comparáveis aos do GICc, mas o GIC modificado apresentava caraterísticas de manuseamento deficientes. Para a formulação de vidro com menor concentração de iões de cálcio (Ca2+), o Ca2+ ajudou a substituir os tetraedros de SiO2 na estrutura do vidro por tetraedros de ZnO4. Os iões de Zn remanescentes modificaram a rede polimérica, tornando-a mais suscetível ao ataque, aumentando assim a bioatividade do GIC modificado.

Para melhorar as caraterísticas de manuseamento do GIC adicionado com óxido de zinco (ZnO), Dickey et al produziram uma nova formulação de GIC à base de zinco com a adição de dióxido de germânio (GeO2), dióxido de zircónio (ZrO2) e óxido de sódio (Na2O). Foi relatado que o GIC modificado exibiu melhores propriedades de manuseamento sem afetar as propriedades mecânicas do GIC original[28] .

A incorporação de nanopartículas de enchimento nos GICs tem sido utilizada para aumentar as suas propriedades mecânicas e antibacterianas (figura 15).

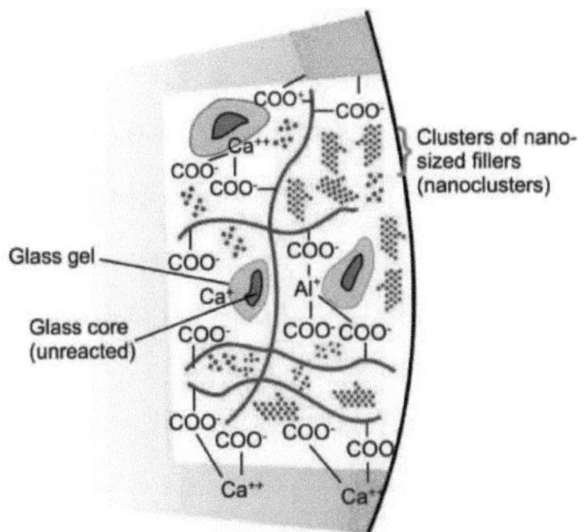

Figura 15. Mostra. Mecanismo de incorporação de partículas de carga nanométricas

O óxido de zinco (ZnO), como importante carga semicondutora multifuncional, tem muitas propriedades promissoras, nomeadamente a estabilidade química, a biocompatibilidade e a atividade bactericida (foto) catalítica intrínseca. Além disso, tem sido relatado que mostrou atividade não tóxica para o ser humano em baixas concentrações e é rentável. Além disso, o ZnO é amplamente utilizado nas formulações de produtos de higiene oral, especialmente pastas de dentes e enxaguantes bucais, devido às suas propriedades antimicrobianas e antibacterianas contra *Streptococcus mutans* e agentes patogénicos periodontais.

IONÓMERO DE VIDRO REFORÇADO COM HIDROXIAPATITE E ZIRCÓNIO

CIMENTO

A zircónia foi popularizada na medicina dentária no início da década de 1990, como pinos endodônticos e núcleos de estrutura dura para coroas e próteses parciais fixas[30] . A incorporação de zircónia (figura 16) na cerâmica dentária duplicou a sua dureza; por conseguinte, a incorporação de zircónia no ionómero de vidro de restauração pode aumentar a sua microdureza. Sharafeddin F (2017) verificou que a microdureza do Zirconomer era mais elevada em comparação com o ionómero de vidro convencional, ao passo que, no presente estudo, a microdureza do zirconomer foi a menor quando comparada com o compósito e o GIC de nano-hidroxiapatite.

A incorporação de hidroxiapatite pode resultar no aumento da resistência da matriz dos GICs e resultar numa melhor ligação entre o núcleo de vidro e a matriz de vidro. A formação de apatite pela hidroxiapatite em combinação com a libertação de iões do ionómero de vidro pode melhorar as propriedades mecânicas dos cimentos de vidro. A nano-hidroxiapatite foi escolhida porque o valor de dureza da hidroxiapatite é semelhante ao dos dentes naturais e também porque as nano-partículas de hidroxiapatite são mais semelhantes à fase mineral da estrutura dentária do que as micropartículas no que respeita ao tamanho do cristal[29] .

Devido à sua boa estabilidade dimensional e tenacidade, o zircónio e o seu óxido têm sido amplamente utilizados para endurecer e reforçar o bioglass de hidroxiapatite frágil em aplicações médicas.

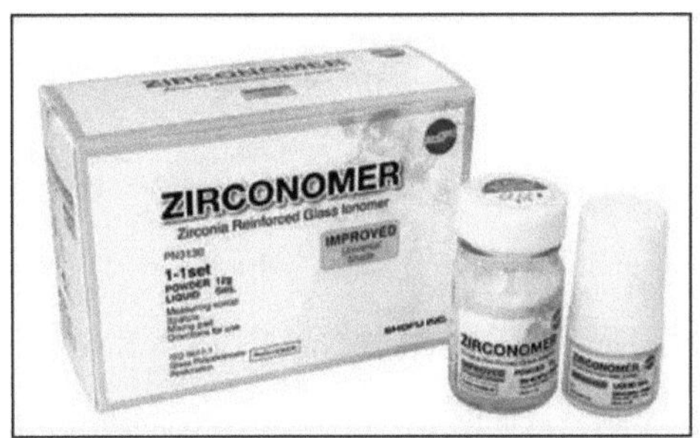

A figura 16 mostra. Zirconomer pó e líquido

Anteriormente, Gu e colegas relataram as melhorias na resistência mecânica com a adição de hidroxiapatite/zircónia (HA/ZrO2) ao GIC. Mas a presença de vazios na superfície fracturada e de fissuras na interface mostrou a incapacidade do HA/ZrO2 para melhorar a forma frágil do GIC. Após a utilização do nanocompósito de ZrO2 estabilizado com hidroxiapatite/yittra, verifica-se que melhorou com êxito as caraterísticas do GIC devido à elevada resistência, tenacidade à fratura e biocompatibilidade do ZrO2. Recentemente, um novo protótipo, que é um híbrido GIC-nanozircónia-sílica-HA, foi produzido por Wan Bakar, et al. 2017. Encontraram uma técnica específica de síntese e um rácio específico de adição do novo nano pó ao GIC convencional para produzir um novo material híbrido com muitas melhorias de acordo com a norma ISO.[30]

CIMENTO DE IONÓMERO DE VIDRO COM INCORPORAÇÃO DE PENTÓXIDO DE NOBIO

O pentóxido de nióbio (Nb2O5) é um óxido metálico com uma estrutura monoclínica. O pentóxido de nióbio apresenta uma forma monoclínica, conhecida por aumentar as propriedades mecânicas quando integrado em ligas metálicas e apresenta biocompatibilidade e bioatividade[23] . A adição de Nb2O5 a ligas metálicas resultou na melhoria das propriedades mecânicas das ligas e demonstrou uma boa biocompatibilidade e bioatividade. Bertolini et al prepararam um pó de vidro baseado na composição 5SiO2-3Al2O3- Nb2O5-2CaO com o objetivo de utilizar esta composição como formadores de redes poliméricas GIC. Foi relatado que o aumento do teor de Nb2O5 do GIC teve um efeito prolongador no tempo de endurecimento do GIC. Noutro estudo, o efeito da adição de Nb2O5 nas propriedades físicas e químicas de uma formulação de GIC recentemente sintetizada. Foram adicionadas partículas de Nb2O5 de elevada pureza a diferentes percentagens de peso (5-10%) ao pó de cGIC. Sendo um óxido metálico, a adição de Nb2O5 melhorou a radio-opacidade do GIC modificado e não afectou as propriedades físicas e químicas do material. Os autores concluíram que estes resultados são positivos e que são necessárias mais investigações para analisar o potencial de remineralização biomimética deste material[28] .

COMPOSTO

No início dos anos 50, R. L. Bowen desenvolveu um polímero baseado na química do dimetacrilato. Este polímero, geralmente conhecido como bis-GMA ou resina de Bowen, era feito a partir de uma combinação de bisfenol-A e metacrilato de glicidilo. Desde o aparecimento da resina de Bowen, foram adicionadas cargas inorgânicas para ultrapassar o problema da contração, expansão térmica e baixa resistência. As formulações actuais de compósitos contêm monómeros de alto e baixo peso molecular, cargas inorgânicas, agentes de acoplamento de silano, inibidores de polimerização, iniciadores e estabilizadores ultravioleta. Os monómeros de elevado peso molecular sofrem polimerização através da adição de radicais livres para formar polímeros rígidos ligados por gotas. As cargas inorgânicas têm várias finalidades nos compósitos.

As cargas ocupam os espaços entre a matriz de resina, o que ajuda a reduzir a contração após a polimerização. As cargas também conferem maior resistência, dureza, baixa absorção de água, menor desgaste e maior estética após o polimento, e conferem radiopacidade, uma vez que contêm bário, estrôncio ou zinco.

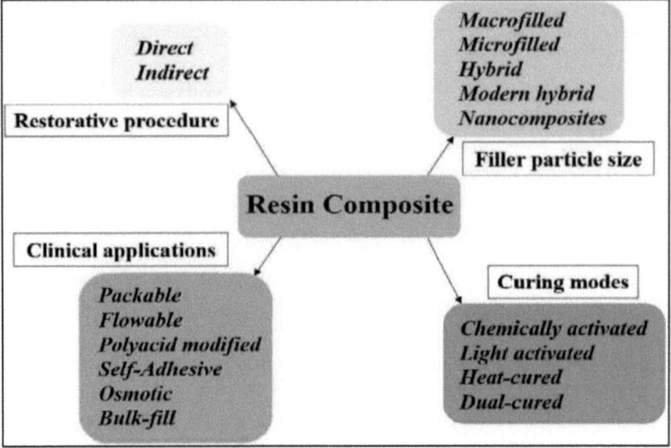

Figura 17. Mostra a classificação do compósito

Os compósitos podem ser classificados de acordo com (figura 17)

1. Tipo de cargas (quartzo, sílica fundida, muitos tipos de vidros, incluindo aluminossilicatos ou borossilicatos)
2. Tamanho dos enchimentos (macroenchidos, microenchidos)
3. A quantidade de material de enchimento utilizada (percentagem em peso ou volume)
4. Método de cura (ativação química e ativação por luz visível)[23]

Com base nos sistemas de classificação de Lutz e Phillips em 1983, os compósitos podem ser classificados em:

compósitos macropreenchidos, micropreenchidos, híbridos e nanopreenchidos. A Figura 18 mostra a classificação dos compósitos com base no tamanho.

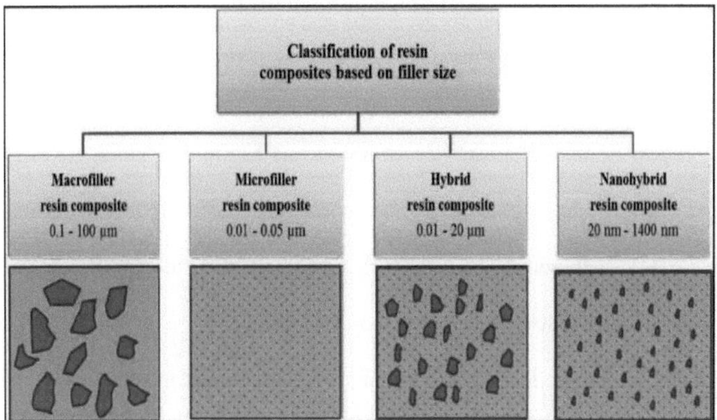

Figura 18. Mostra a classificação dos compósitos

As resinas compostas macropreenchidas, variando de cerca de 0,1 a 100 µm, eram muito duras e ásperas, o que as tornava difíceis de polir, de manter uma correspondência de cor favorável e tendiam a causar abrasão do esmalte. As superfícies tornavam-se frequentemente mais ásperas com o desgaste e atraíam a placa bacteriana. Os microfillers foram então desenvolvidos na década de 1970. Eram compostos por sílica coloidal com 0,04 µm de tamanho. Estas cargas tornaram o compósito mais polível e com menor retração, mais estético e mais resistente ao desgaste do que as macro cargas. No entanto, têm fracas propriedades mecânicas (utilização em áreas de baixa tensão) e uma perda significativa da forma anatómica devido ao desgaste.

Os compósitos híbridos combinam partículas de vidro com cargas de vários tamanhos (aluminosilicatos, quartzo ou vidros de sílica de aluminosilicato de bário). Os compósitos híbridos são mais fáceis de polir e têm melhor resistência ao desgaste do que as resinas compostas micro-híbridas. As resinas compostas com nanocargas podem ser polidas de forma excelente e têm boas propriedades mecânicas.

A ancoragem de uma obturação de compósito na estrutura dentária foi possível graças a um método revolucionário - o condicionamento ácido. A superfície do esmalte é lisa e tem pouco potencial para ligação por fixação micromecânica. No entanto, quando tratado com determinados ácidos, a estrutura do esmalte pode ser consideravelmente modificada. O tratamento químico por condicionamento ácido melhora a topografia do esmalte, alterando-o de uma superfície pouco reactiva para uma superfície mais suscetível à adesão. A desmineralização é selectiva devido à disposição morfológica dos prismas. O condicionamento ácido remove aproximadamente 10 μm da superfície do esmalte e cria uma camada morfologicamente porosa de 5 a 50 μm de profundidade. A energia livre da superfície é duplicada e, como resultado, a resina fluida de baixa viscosidade entra em contacto com a superfície e é atraída para estas microporosidades através da capilaridade. Por conseguinte, os marcadores de resina são formados em microporosidades de esmalte condicionado e proporcionam uma ligação resistente e duradoura através do encravamento micromecânico com este tecido.

O tipo de resina aplicada ao esmalte gravado depende da aplicação específica utilizada. No caso das resinas compostas, o material misturado pode ser aplicado diretamente sobre a superfície do esmalte gravado. A resina do compósito flui para o esmalte gravado e endurece, formando marcas rígidas que retêm a obturação. Contudo, mais frequentemente, são utilizadas resinas de baixa viscosidade, as chamadas resinas de ligação, que aumentam a força de ligação adesiva. São constituídas por uma resina semelhante à utilizada no material compósito, mas não contêm partículas de carga. É totalmente fluida e flui facilmente para a superfície do esmalte gravado. A ligação ocorre facilmente na interface entre a resina não preenchida e o compósito. A resistência ao cisalhamento resultante alcançada entre o esmalte condicionado e as resinas de restauração é de 16-20MPa[25] .

As versões modernas destes materiais baseiam-se em monómeros mais complexos que consistem em grandes moléculas com dois grupos funcionais de alcenos capazes de sofrer polimerização por adição. As substâncias atualmente utilizadas são principalmente o metacrilato de bisfenol glicidilo (bis-GMA) ou o dimetacrilato de uretano. Outros monómeros de massa molar inferior são também incluídos nas formulações, como o dimetacrilato de dietilenoglicol (DEGDMA) ou o dimetacrilato de trietileno (TEGDMA). Estes actuam como diluentes e melhoram a viscosidade da aplicação, que de outra forma seria inviável.

As resinas compostas modernas são normalmente fotopolimerizadas com foto-iniciadores e, em cavidades profundas, têm de ser aplicadas camada a camada, numa técnica conhecida como incremental build-up. A sua capacidade de fotopolimerização permite que sejam apresentadas ao médico dentista como pastas individuais, normalmente em cápsulas ou seringas de plástico preto para evitar que as pastas não preparadas sejam expostas à luz do dia. Isto destina-se a impedir a polimerização prematura.

No entanto, também podem ser fornecidos como sistemas de duas pastas, em que cada pasta contém um componente diferente do iniciador de polimerização. A mistura das pastas junta os dois componentes, o que resulta na geração de radicais livres, e estes radicais livres iniciam a polimerização e provocam a presa da resina composta. Esta era a forma como as resinas compostas eram fornecidas à profissão quando apareceram pela primeira vez na década de 1960. Estes sistemas ainda estão disponíveis, mas são muito menos utilizados na clínica dentária moderna do que os compósitos fotopolimerizáveis de pasta única, e muito poucos fabricantes ainda os produzem.

Para além da mistura de monómeros, as resinas compostas contêm cargas. Estas são tipicamente vidros de quartzo ou de silicato de bário finamente divididos, e a sua função é proporcionar resistência ao compósito totalmente formulado. Estas cargas são ligadas à fase de polímero por agentes de acoplamento, que são normalmente substâncias à base de silano.

As resinas compostas caracterizam-se pela ausência de uma reação química entre a carga e a fase de monómero ou polímero. Além disso, não apresentam uma adesão inerente ao dente, mas têm de ser colados ao dente com agentes de ligação específicos.

VANTAGENS

- Aspeto dentário
- Facilidade de manipulação
- Insolubilidade em fluidos orais
- Baixo custo

DESVANTAGENS

- Retração durante a polimerização
- Fuga marginal
- Fraca resistência ao desgaste
- Elevada sorção de água
- Elevado coeficiente de expansão térmica[35]

COMPÓSITOS EMPACOTÁVEIS OU COMPÓSITOS CONDENSÁVEIS OU MATERIAL DE MATRIZ INORGÂNICA RÍGIDA POLIMÉRICA (PRIMM)

Os compósitos embaláveis são compósitos de resina dentária comuns que são amplamente utilizados para restaurações posteriores como alternativa à amálgama. Introduzidos no final dos anos 90, os compósitos embaláveis são mais rígidos, menos pegajosos e mais fáceis de manusear pelos clínicos do que os compósitos convencionais (Figura 19). Estes materiais são caracterizados por uma capacidade de moldagem mais fácil e um melhor desempenho operacional do que os compósitos convencionais. Quando embalados ou forçados com um instrumento, podem formar bons pontos de contacto proximais. No entanto, alguns estudos de investigação demonstraram que as suas propriedades mecânicas ou físicas não são superiores às dos compósitos convencionais[34] .

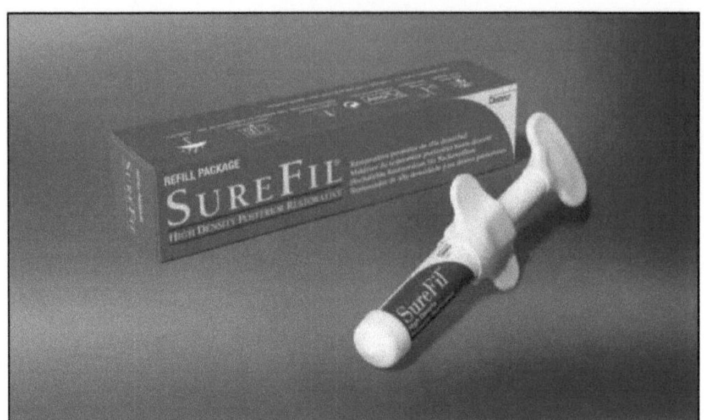

Figura 19. Mostra um composto embalável

Ao contrário dos compósitos convencionais, neste sistema, a resina é incorporada na rede fibrosa de carga cerâmica em vez de incluir as partículas de carga na matriz de resina composta. A carga consiste principalmente em óxido de alumínio, partículas de vidro de óxido de silício ou silicato de alumínio e bário ou vidros de estrôncio. Além disso, são também incorporadas partículas ultrafinas de sílica coloidal para controlar as caraterísticas de manuseamento, tais como a viscosidade, a resistência ao fluxo, a condensabilidade e a reduzida viscosidade.

As partículas de vidro são liquefeitas até ao estado fundido e são forçadas através de um molde para formar fios finos de fibras de vidro com um diâmetro de aproximadamente 2-3 micrómetros. Estas fibras de vidro são depois reaquecidas a uma temperatura adequada após serem pulverizadas em pequenas partículas espaciais. Isto resulta na fusão superficial das fibras de vidro em locais selecionados (silanização) e forma uma rede contínua de pequenas câmaras ou cavidades com dimensões de 2 micrómetros. A resina é então deixada infiltrar-se nestes espaços ou câmaras. Este conceito fornece uma base para o fabrico de resinas compostas posteriores embaláveis ou condensáveis, o que resulta em vantagens como uma melhor reprodução da anatomia oclusal, uma melhor adaptação marginal e a facilidade de obtenção de um bom ponto de contacto. O comportamento físico e mecânico destes materiais é melhor do que o dos compósitos híbridos e semelhante ao da amálgama de prata. No entanto, o desempenho clínico destes materiais é idêntico ao dos compósitos híbridos. Os compósitos condensáveis estão indicados nas cavidades de classe II[39] .

COMPÓSITO FLUIDO

Os compósitos fluidos têm atraído grande atenção desde o seu aparecimento na medicina dentária pela primeira vez em 1996. São compósitos convencionais com uma carga de enchimento reduzida de 50-70% (volume) para 37-53% (volume). Estes compósitos foram desenvolvidos principalmente para melhorar as propriedades de manuseamento das resinas compostas. Estes compósitos contêm menos conteúdo de carga do que os compósitos híbridos tradicionais com o mesmo tamanho de carga. A matriz de resina foi aumentada para reduzir a viscosidade da mistura. Devido à diminuição da viscosidade e ao aumento da fluidez, os compósitos fluidos podem entrar nas pequenas fissuras ou cantos de uma cavidade, fluem facilmente, molham melhor a superfície do dente através de uma seringa de injeção (figura 20) e também se formam em camadas finas, reduzindo a formação de bolsas de ar na interface dente-restauração, simplificando assim a operação de manuseamento e encurtando o tempo de operação. Uma vez que o conteúdo de carga foi reduzido, não têm resistência adequada para suportar tensões elevadas. Devido ao aumento do teor de resina, estes compósitos apresentam maior retração de polimerização e menor módulo de elasticidade, sendo questionável a sua utilização em áreas de elevada tensão.

No entanto, os compósitos fluidos apresentaram geralmente uma retração mais elevada do que os compósitos tradicionais não fluidos, uma vez que se trata de uma das principais propriedades do material relacionadas com as aplicações clínicas.

Para além disso, os compósitos fluidos apresentam propriedades de cura química superiores às dos compósitos convencionais. Isto deve-se ao facto de a sua carga de enchimento ser mais baixa, o que diminuiria a dispersão da luz através do material e proporcionaria um melhor grau de profundidade de conversão. Além disso, estes materiais contêm um fotoiniciador à base de germânio que é mais eficaz e tem um rendimento significativo muito mais elevado em comparação com o sistema de amina canforoquinona. Baoudi K et al. (2015) sugeriram numa revisão sistemática que os compósitos fluidos são os materiais de restauração estética promissores para o futuro e tornar-se-ão materiais marcadamente úteis em vários procedimentos de restauração estética[39] .

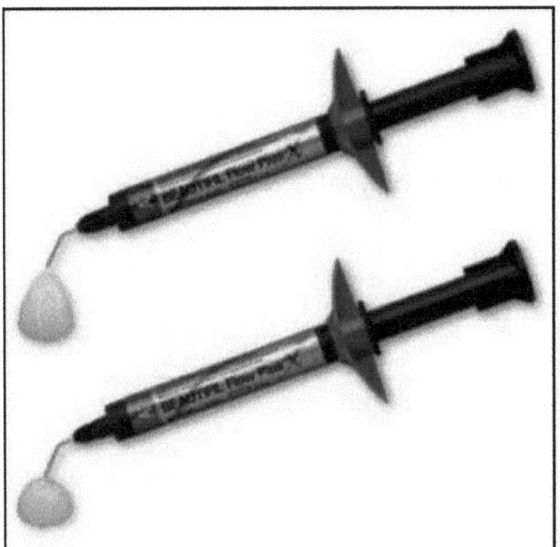

Figura 20. Mostra o compósito fluido

Os compósitos fluidos de primeira geração eram utilizados apenas como agente de revestimento de cavidades e selante de fossas e fissuras, devido ao seu menor teor de carga e menor módulo de elasticidade. Juntamente com a melhoria da matriz de resina e dos sistemas de carga, a nova geração de compósitos fluidos tem uma gama mais vasta de aplicações, incluindo restaurações de resina preventivas, restaurações minimamente invasivas de Classe II, lesões de abfracção de Classe V, etc. Contudo, devido à diminuição do teor de carga e à redução das propriedades físicas e da resistência ao desgaste, recomenda-se que os compósitos fluidos sejam utilizados apenas em restaurações de áreas de baixa tensão e não em restaurações posteriores em superfícies oclusais. A resistência à flexão, o desgaste ou outras propriedades mecânicas foram avaliados, concluindo-se que os compósitos fluidos têm uma resistência mecânica inferior à dos compósitos de resina convencionais[34] .

CERÓMEROS

Trata-se de um material compósito indireto e é uma combinação de polímeros cerâmicos optimizados e de material compósito reforçado com fibras (figura 21). Os cerómeros combinam as vantagens da cerâmica com as dos compósitos mais avançados. Os cerómeros são compostos por cargas cerâmicas de cinco partículas de tamanho submicrónico (0,04 e 1,0 mm) especialmente desenvolvidas e condicionadas, que são compactadas (aproximadamente 85% em peso) e incorporadas numa matriz de polímero orgânico temperável avançado. Os cerómeros combinam as vantagens da cerâmica e dos compósitos.

Para além de serem estéticas, as restaurações de cerómero também conservam a estrutura dentária. Além disso, a cimentação adesiva com compósitos de cimentação avançados assegura a estabilidade destas restaurações.

Qualidade estética durável, resistência à abrasão, elevada estabilidade, facilidade de ajuste final, excelente polimento, ligação eficaz ao compósito de cimentação, baixo grau de fragilidade, suscetibilidade à fratura e possibilidade de reparar restaurações na boca[39] .

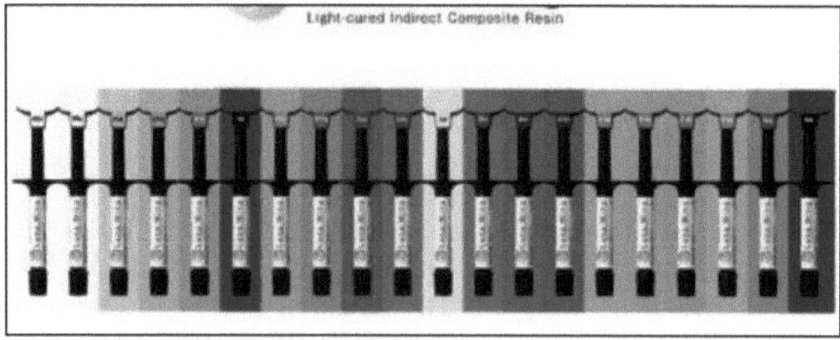

Figura 21. Mostra várias tonalidades de Cerómeros

OLIGÓMEROS CERÂMICOS ORGANICAMENTE MODIFICADOS (ORMOCER)

Os Ormocres são cerâmicas organicamente modificadas (figura 22). Foi desenvolvida pelo Instituto Fraunhofer de Investigação de Silicatos. O Ormocres foi introduzido como restauração dentária pela primeira vez em 1998. Estes materiais são também utilizados em eletrónica, tecnologia de micro sistemas, refinamento de plásticos, revestimentos de conservação e corrosão, revestimentos funcionais de vidro e revestimentos protectores anti-riscos.

Os Ormocers são constituídos por três componentes - porções orgânicas, inorgânicas e os polissiloxanos. As proporções destes componentes podem afetar as qualidades mecânicas, térmicas e ópticas do material[17] . Os monómeros orgânicos reactivos estão ligados à rede inorgânica -si-o-si-. Estes híbridos moleculares consistem, por exemplo, em cadeias terminadas em metacrilato enxertadas numa partícula central de polisilioxano cíclico de 2-3 nm. Os componentes inorgânicos são ligados aos polímeros orgânicos por moléculas de silano de agente de acoplamento multifuncional.

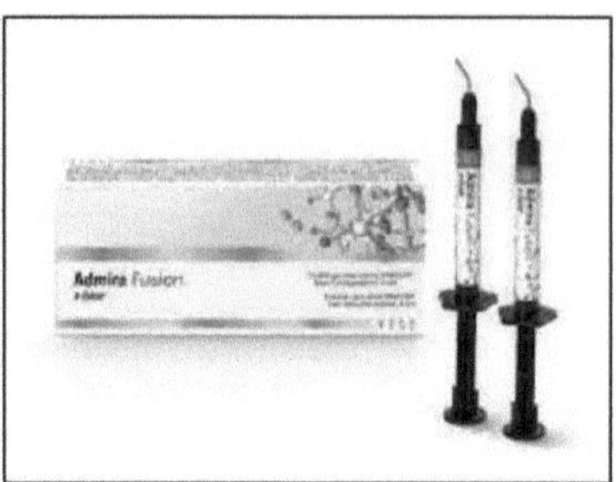

Figura 22. Mostra Ormocers

Após a polimerização, a parte orgânica dos grupos metacrilato forma uma rede tridimensional. Estas nanopartículas estão dispersas à escala molecular. Trata-se de moléculas de reticulação de elevado peso molecular, flexíveis e de viscosidade relativamente baixa. O grande espaçamento entre as ligações cruzadas resultante da cura produz uma contração de polimerização de baixo nível, enquanto a rede inorgânica proporciona resistência à abrasão através da sua estrutura vítrea e baixa absorção de água devido à sua hidrofobicidade (figura 24).[39]

VANTAGENS:

- Melhor vedação marginal
- O tamanho grande da molécula do monómero minimiza a polimerização
- Retração
- Elevada biocompatibilidade
- Boas propriedades de manipulação

- Excelente estética.

DESVANTAGEM:

- Citotoxicidade mais elevada
- Tendência para a descoloração
- Menor resistência ao desgaste

INDICAÇÕES

- Cavidades de classe I a V
- Revestimento de anteras descoloradas, reparação de facetas
- Formação de núcleo
- Adesivo de colagem ortodôntica
- Incrustação indireta
- Reconstrução de anterossuperiores traumaticamente afectados[35] .

COMPÓSITOS REFORÇADOS COM FIBRAS

É constituído por material fibroso unido por uma matriz resinosa. São materiais estruturais que têm pelo menos 2 constituintes distintos. O componente de reforço, que confere resistência e rigidez à matriz circundante, suporta os reforços e proporciona facilidade de trabalho. Nas aplicações dentárias, as matrizes poliméricas ou de resina reforçadas com fibras de vidro, polietileno ou carbono são as mais comuns (figura 23).

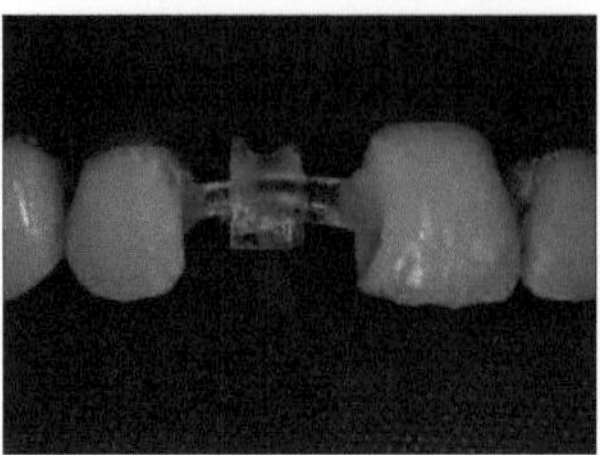

Figura 23. Mostra compósitos reforçados com fibras

Avaliação dos FRC's:

As primeiras tentativas de utilização de cimento reforçado com fibras na medicina dentária clínica começaram nas décadas de 1960 e 1970, quando se iniciou o reforço de próteses padrão de polimetilmetacrilato com fibras de vidro ou de carbono. A maioria dos procedimentos propostos envolvia a colocação manual intuitiva de fibras em resinas dentárias. Esta abordagem era complicada e o grau de melhoria era muito inferior ao das aplicações comerciais.

Os resultados mecânicos inferiores aos esperados devem-se ao facto de a quantidade de fibra incorporada na resina ser inferior - 15% em volume, em comparação com 50 a 70% nos produtos industriais.

- A fraca humidificação dos feixes de fibras pela resina resulta num acoplamento insuficiente ou mesmo em lacunas entre as fibras. No final dos anos 80, foram desenvolvidas duas abordagens para um acoplamento eficaz e uma impregnação completa dos feixes de fibras.
- Aplicação manual de uma resina de baixa viscosidade nos feixes de fibras. Embora isto proporcione uma humidificação completa, é também incómodo e requer mais um passo no procedimento. Oferece versatilidade

na seleção das fibras e da resina.

- Utilização de feixes de fibras pré-impregnados através de um processo de fabrico controlado que envolve a tração dos feixes de fibras através de um pach convoluto que força a resina para dentro dos feixes de fibras.

Este processo complexo permite

a) Elevado teor de fibras

b) Humidificação completa

c) Índice mínimo de vazios

d) Controlo do diâmetro da secção transversal em betão armado pré impregnado

Os termoplásticos reforçados com vidro foram utilizados nos primeiros FRCs experimentais pré-impregnados. No entanto, a matriz de resina termoplástica era difícil de manipular e oferecia uma fraca ligação às estruturas dentárias. Estes problemas foram resolvidos mudando para uma resina à base de bis-GMA como matriz para os FRCs.

Aplicação de FRCs em medicina dentária:

Estrutura da coroa, próteses fixas anteriores ou posteriores, substituições de dentes em cadeira, aparelhos como talas periodontais e fabrico de postes endodônticos.

Caraterísticas dos FRC:

- Boas propriedades mecânicas globais

- Rácios superiores de resistência / peso em comparação com a maioria das ligas
- Propriedades não corrosivas
- Potencial de translucidez
- Radiolucência
- Boas propriedades de ligação
- Boa resistência à flexão
- Caso de reparação[37] .

O reforço com fibras aumentou ainda mais as utilizações potenciais dos compósitos na medicina dentária de restauração.

As fibras de vidro, as fibras de carbono, as fibras de polietileno, as fibras de aramida, etc., são as fibras mais utilizadas nos compósitos dentários. Estas fibras podem ser orientadas em diferentes direcções; unidireccionais, tipo trama, tipo malha, etc., na matriz de resina para melhorar as propriedades físicas e mecânicas dos compósitos. A durabilidade dos compósitos reforçados com fibras depende principalmente de factores essenciais, incluindo a carga das fibras na resina, a adesão das fibras à matriz, a orientação das fibras, o volume das fibras na matriz do compósito, etc.

Os agentes de acoplamento de silano são normalmente utilizados para proporcionar a ligação entre a matriz de resina e as fibras. Estes compósitos reforçados com fibras demonstraram uma maior força e rigidez e uma melhor resistência ao desgaste. As suas principais aplicações são em talas periodontais/talas pós-trauma, próteses parciais fixas, reforço ou reparação de próteses, retentores ortodônticos fixos, postes de raiz e implantes biomédicos reforçados.

Mohan M et al. (2019) compararam a resistência à fratura de compósitos reforçados com fibras com compósitos micro-híbridos e nano-híbridos. Também relataram que os FRCs exibiram mais resistência à fratura em comparação com os outros materiais. Também sugeriram que estes são a escolha dos materiais de restauração para dentes posteriores[29] .

NANOCOMPOSITES

A nanotecnologia, também conhecida como engenharia molecular ou nanotecnologia. Envolve a produção de materiais e estruturas funcionais na gama de 0,1 a 100 nm através de vários métodos físicos ou químicos. A utilização de nanomateriais deriva da ideia de que estes podem ser utilizados para manipular a estrutura dos materiais, o que permite melhorias drásticas nas propriedades químicas, eléctricas, mecânicas e ópticas. Foram desenvolvidos nanocargas e nanocompósitos utilizando resinas de metacrilato e tecnologias de cura avançadas. Os nanoenchimentos e os nanohíbridos estão normalmente disponíveis como nanocompósitos (figura 24).

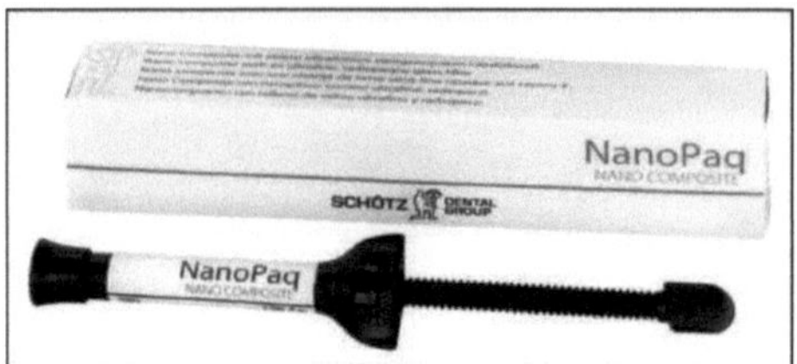

Figura 24. Mostra os nanocompósitos

O tamanho médio das partículas das nanocargas varia entre 1-100 nm, enquanto os nanohíbridos são constituídos por partículas maiores, que variam entre 0,4 e 5 microns. As propriedades destes compósitos são determinantes em termos de tamanho e forma. Estes nanoenchimentos apresentam propriedades superiores às dos nanohíbridos[40] .

Existem 2 novos tipos de partículas de nanoenchimento

- Partículas nanoméricas ou NM
- Nanoclusters

Os nanocompósitos têm nanocargas que contêm nanomodificadores, tais como os nanómeros e os nanoclusters, que resultam num aumento da resistência à flexão, num aumento do módulo de elasticidade, numa melhoria da resistência ao desgaste e da dureza, numa diminuição da retração da polimerização e num aumento da capacidade de polimento da resina. O nanomérico envolve nanopartículas de sílica monodispersas, não agregadas e não aglomeradas.

Os nanocarregadores podem incluir sílica coloidal ou ormocers, como o In-ceram X da Dentsply. Partículas semelhantes podem ser utilizadas em sistemas de ligação à base de resina. As partículas dentárias preenchidas com nanopartículas podem apresentar uma maior resistência à fratura e adesão ao tecido dentário.

Para a síntese de pós secos de partículas de sílica nanométricas com 20 e 75 nm de diâmetro, foram utilizadas soluções aquosas de sílica coloidal. O sistema de nanocompósito dentário apresenta elevada translucidez, elevado polimento e retenção de polimento, semelhante ao dos microfills, mantendo propriedades físicas e resistência equivalentes às de vários compósitos híbridos. A resistência e as propriedades estéticas permitem a utilização do nanocompósito à base de resina para restaurações anteriores e posteriores[15]

Nas resinas nanocarregadas, os nanocarregadores inorgânicos são adicionados à matriz de resina orgânica para obter a resistência do material inorgânico e a flexibilidade e tenacidade do material orgânico. Estes compósitos têm aproximadamente 60% de carga volumétrica, o que torna as resinas nano-preenchidas tão fortes como as resinas híbridas e micro-híbridas.

A tecnologia dos nanocompósitos envolve a utilização de quantidades muito pequenas de nanocargas e, por conseguinte, a adição de nanocargas pode ter um forte impacto nas propriedades macroscópicas do nanocompósito de polímero. As propriedades dos nanocompósitos são bastante superiores às dos compósitos convencionais, uma vez que os materiais orgânicos-inorgânicos à escala nanométrica são misturados a um nível quase molecular nos primeiros. Nos nanocompósitos, verifica-se uma melhoria substancial nas seguintes propriedades, quando comparadas com o polímero de base, bem como com os materiais de enchimento convencionais:

- Propriedades mecânicas melhoradas (por exemplo, resistência, módulo e estabilidade dimensional);
- Permeabilidade reduzida a gases, água e hidrocarbonetos;
- Melhoria da estabilidade térmica e da temperatura de distorção térmica

(HDT);

- Coeficiente de dilatação térmica reduzido;
- Retardamento de chama melhorado;
- Redução das emissões de fumo;
- Resistência química melhorada;
- Melhor aspeto da superfície;
- Maior condutividade eléctrica e
- Clareza ótica melhorada.

Os nanocompósitos podem ser classificados em três grupos em termos das suas matrizes:

1. Nanocompósitos de matriz cerâmica,
2. Nanocompósitos de matriz metálica, e
3. Nanocompósitos de matriz polimérica.

Com base na força das interações interfaciais entre a matriz polimérica e o silicato em camadas, os nanocompósitos podem ser divididos em três categorias, de acordo com

1. Nanocompósitos intercalados,
2. Nanocompósitos floculados e
3. Nanocompósitos esfoliados

Vantagens:

- Caraterísticas mecânicas melhoradas,
- Boa estabilidade térmica
- Custo elevado
- Resistência à corrosão
- Aumento da translucidez
- Propriedades de manuseamento melhoradas

COMPÓSITOS BIOACTIVOS COM PROPRIEDADES ANTIBACTERIANAS E REMINERALIZANTES

Os agentes antimicrobianos e os antibióticos foram introduzidos nos compósitos para proporcionar atividade antimicrobiana. Recentemente, nanopartículas antimicrobianas como a polietilenimina de amónio quaternário, a prata, o óxido de zinco, a titânia e as nanopartículas de quitosano foram experimentadas em compósitos para conferir caraterísticas antimicrobianas.

Os micróbios podem ser mortos em contacto direto com estes materiais ou através da lixiviação dos materiais antimicrobianos para o ambiente oral. As partículas de prata e de titânio são normalmente utilizadas em partículas dentárias para aumentar a propriedade antimicrobiana e melhorar a biocompatibilidade.

Fatemeh K *et al.* (2017) relataram que os adesivos incorporados com nanopartículas de prata apresentaram maior resistência de união. No entanto, também foi relatado que a força de ligação dependia da composição das resinas adesivas[39] .

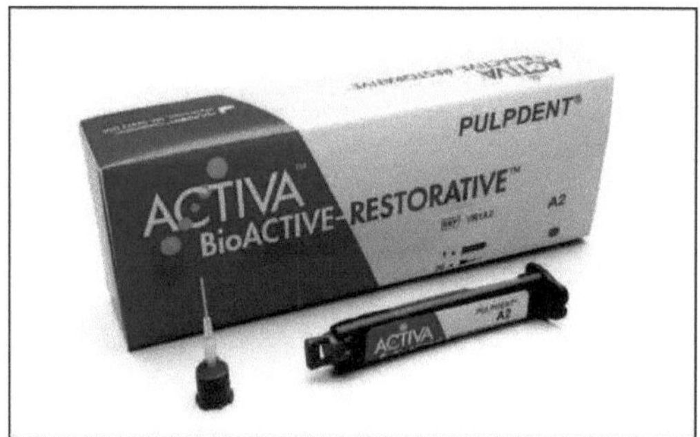

Figura 25. Mostra o compósito bioativo com propriedade antibacteriana

Os compósitos que contêm ingredientes antibacterianos libertadores podem exercer um forte efeito antibacteriano (figura 25). Os estudos de investigação sobre a libertação de ingredientes antibacterianos nos últimos anos incluem principalmente flúor, clorexidina, nanosilver, etc. No entanto, com a libertação de agentes antimicrobianos, o efeito antibacteriano reduzir-se-á gradualmente e aparecerão vazios/porosidade no compósito, o que influenciará negativamente as propriedades mecânicas do compósito.

As nanopartículas de fluoreto de cálcio (CaF2) foram incorporadas em compósitos como cargas inorgânicas. Os compósitos de fluoreto de nano-cálcio podem exercer uma libertação a longo prazo de iões de flúor e cálcio, que são vantajosos para inibir a desmineralização dos dentes e promover a mineralização. Os iões de flúor não só ajustam o equilíbrio da mineralização dos tecidos duros do dente, como também possuem bacteriostasia para combater a cárie secundária. Kulshrestha et al. (2015) estudaram o efeito das nanopartículas de fluoreto de cálcio em bactérias in vitro e in vivo. Os resultados mostraram que as nanopartículas de fluoreto de cálcio tinham uma forte atividade antibacteriana contra Streptococcus mutans: a formação de biofilme foi reduzida em quase 90%, o ácido bacteriano foi reduzido e a produção de polissacarídeos extracelulares foi reduzida.

A um pH baixo, os iões de flúor combinam-se com os iões de hidrogénio para formar ácido fluorídrico que penetra na membrana bacteriana. A dissociação do ácido fluorídrico nas bactérias inibe a enolase e a ATPase. Além disso, o flúor também tem efeitos adversos no metabolismo e na adesão das células bacterianas. Na presença de CaF_2, a adesão microbiana ao biofilme diminuiu e a sensibilidade ao ambiente ácido aumentou. Além disso, as nanopartículas de fluoreto de cálcio inibem a formação de biofilmes devido à grande libertação de iões fluoreto e aos seus efeitos nas bactérias, reduzindo assim o desenvolvimento de cáries dentárias.

Outro estudo demonstrou que a aplicação de clorexidina em compósito dentário inibe o crescimento bacteriano planctónico e a formação de biofilme. A membrana celular das bactérias é composta principalmente por bicamada de fosfolípidos e proteínas. Uma vez que os grupos funcionais dos fosfolípidos na camada exterior da membrana celular têm carga negativa, a clorexidina, enquanto molécula catiónica, é propensa a interagir com as moléculas de fosfolípidos na membrana celular, destruindo assim a membrana celular das bactérias. McLellan et al. (2019) demonstraram que o efeito bactericida da clorexidina não foi afetado mesmo na presença de substâncias orgânicas humanas.[37]

Além disso, os compósitos que contêm nanopartículas de prata, que foi considerado um agente antibacteriano de largo espetro, apresentaram uma potente atividade antibacteriana. As nanopartículas de prata entrarão em contacto com a membrana celular das bactérias e formarão uma perfuração irregular óbvia na membrana celular, resultando em alterações e degradação da estrutura do sistema de membrana, levando à morte das bactérias. Outros investigadores descobriram que o mecanismo antibacteriano das nanopartículas de prata pode estar relacionado com a sua capacidade de induzir espécies reactivas de oxigénio (ROS) excessivas nas células. Lansdown descobriu que as nanopartículas de prata inibiam as bactérias ao bloquear a replicação do ADN. Os nanohíbridos de nanocristais de celulose/óxido de zinco (ZnO) em compósitos de resina dentária têm uma influência positiva nas propriedades mecânicas e antibacterianas dos compósitos de resina dentária. O mecanismo antibacteriano das nanopartículas de óxido de zinco foi proposto, incluindo a internalização das nanopartículas que conduz à morte celular, ao stress oxidativo induzido e a danos no ADN. A causa mais plausível é o stress oxidativo induzido. Xu et al. provaram que a causa da morte das células bacterianas é provocada por espécies reactivas de oxigénio geradas pela interação nano-óxido de zinco[17] .

COMPÓSITOS AUTO-CICATRIZANTES

Os mecanismos de auto-cura são modelos biomiméticos de sistemas de reparação autónomos em tecidos vivos que tratam eficazmente os danos, por exemplo, a cura de um osso partido.

Inspirados nos sistemas biológicos naturais, estão a ser feitos esforços contínuos para imitar materiais naturais e integrar capacidades de auto-regeneração em polímeros e compósitos poliméricos. Os compósitos autónomos de auto-regeneração têm demonstrado uma melhoria significativa no prolongamento da vida útil dos materiais poliméricos.

Os compósitos de resina dentária desempenham um papel importante numa variedade de aplicações dentárias, incluindo, mas não se limitando a, materiais de restauração, cimentos para próteses dentárias unitárias ou múltiplas e dispositivos ortodônticos, inlays, onlays, núcleos e construções, postes de canais radiculares e restaurações provisórias. A microfissuração induzida por fadiga térmica e mecânica é um problema de longa data nos compósitos de resina dentária. São difíceis de detetar e quase impossíveis de reparar manualmente. Se não for tratada, esta deterioração fatal conduz a uma falha catastrófica das restaurações e, consequentemente, reduz significativamente a duração da sua vida útil. Foram feitos progressos na reparação de fissuras em resinas dentárias com a utilização do modelo de auto-regeneração monómero-catalisador, mas foram levantadas preocupações relativamente à potencial toxicidade dos monómeros.

Um novo compósito dentário auto-regenerativo (SHDC) foi recentemente concebido para reparar autonomamente microfissuras na restauração de resina composta. O compósito dentário auto-regenerativo baseia-se num modelo existente de material auto-regenerativo, originalmente proposto por White et al., que foi adotado por outros no desenvolvimento de compósitos dentários auto-regenerativos. Este compósito auto-regenerativo e auto-reparador é um sistema à base de epóxi que contém microcápsulas cheias de resina. Estas microcápsulas podem ser destruídas e libertar a resina quando a resina epoxídica sofre fissuras. A resina preenche subsequentemente estas fissuras e reage com um catalisador de Grubb que está disperso no compósito epóxi. Este pode eventualmente polimerizar a resina e reparar a fissura (figura 26)[39].

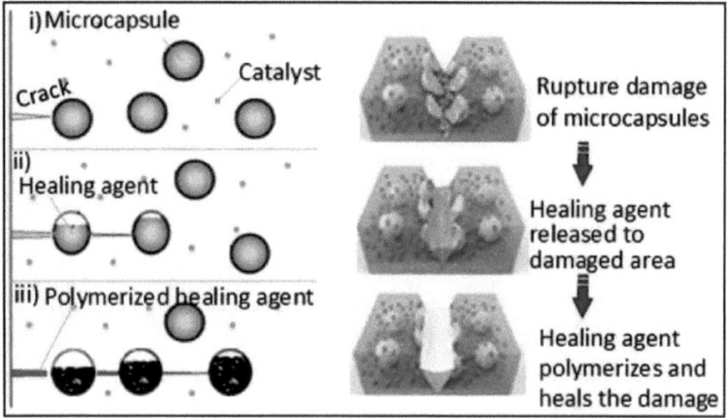

Figura 26. Mostra compósitos auto-cicatrizantes

Outro tipo de compósito dentário autocicatrizante apresenta uma química biocompatível e formadora de cimento para substituir a abordagem do catalisador de monómero venenoso no modelo de White. O compósito dentário auto-regenerativo cura fissuras através da formação de um material de restauração dentária clinicamente testado, o cimento de ionómero de vidro (CIV). Além disso, utilizámos microcápsulas de sílica mais fortes em vez de microcápsulas de poliuretano. Especificamente, no compósito dentário auto-regenerável juntamente com o GIC, produz-se quando dois componentes de cicatrização são integrados no material que entra em contacto, nomeadamente partículas de fluoro-aluminossilicato de cálcio/trôncio e soluções de ácido polialcenóico (PAA), que são referidos como "pó de cicatrização (HP)" e "líquido de cicatrização (HL)", respetivamente. O HL é protegido por microcápsulas de sílica para evitar a formação prematura de GIC. As fissuras que se estendem no interior do compósito dentário autocicatrizante provocam a fratura das microcápsulas e desencadeiam a libertação do HL, que reage depois com o HP. O GIC recém-formado preenche as fissuras e cura a restauração. Este material é uma mistura de sais de poliacrilato reagidos e gel de sílica não reagido, e será fisicamente integrado com outras cargas dentro da matriz do compósito. É adicionada água para extrair HL para a fissura e também simular a hidratação do ambiente oral[38] .

COMPÓSITO E ADESIVO RECARREGÁVEIS COM LIBERTAÇÃO PROLONGADA DE IÕES DE CÁLCIO OU FOSFATO

Os compósitos são populares para restaurações de cavidades dentárias devido à sua estética e capacidade de preenchimento direto. Os compósitos e os adesivos foram revolucionados por desenvolvimentos e melhorias nas composições dos materiais e na tecnologia de colocação. Uma adesão forte e duradoura aos tecidos duros dentários é um fator chave para o sucesso da restauração. No entanto, o ambiente oral coloca grandes desafios, como as forças de mastigação e os ácidos do biofilme, que limitam a longevidade da restauração dentária. Atualmente, a interface colada ao dente resinoso representa o elo mais fraco da restauração e a cárie secundária (recorrente) nas margens é a principal limitação à longevidade das restaurações.

O mecanismo de adesão à dentina envolve a infiltração de monómeros adesivos numa matriz de colagénio desmineralizada da dentina e a formação da camada híbrida. O adesivo não é apenas uma ligação entre a estrutura do dente e o compósito restaurador, mas também serve como barreira para proteger a estrutura de colagénio desmineralizada dos ataques ácidos e enzimáticos das bactérias orais, enzimas e fluidos. As abordagens sobre a funcionalização de adesivos têm sido amplamente estudadas para melhorar a estabilidade a longo prazo da camada híbrida. Vários estudos incorporaram monómeros antibacterianos no adesivo para melhorar a resistência às bactérias orais e aos desafios ácidos. Outra abordagem é a incorporação de partículas de fosfato de cálcio (CaP) nas resinas dentárias para promover a remineralização e evitar a desmineralização. Os adesivos que contêm partículas de fosfato de cálcio podem remineralizar os restos de lesões dentárias na cavidade, bem como a dentina condicionada por ácido, e, por conseguinte, são promissores para melhorar a longevidade das restaurações.

Recentemente, foram desenvolvidos agentes de ligação contendo nanopartículas de fosfato de cálcio amorfo. Estes agentes de ligação podem libertar níveis elevados de iões de cálcio e fosfato para induzir a remineralização e combater as cáries. A adição de nanopartículas de fosfato de cálcio amorfo não afectou negativamente a resistência de união à dentina. Devido ao seu pequeno tamanho de partícula, as nanopartículas de fosfato de cálcio amorfo fluíram facilmente com o agente de ligação para os túbulos dentinários, formando tags de resina. O adesivo de nanopartículas de fosfato de cálcio amorfo era "inteligente" porque podia aumentar substancialmente a libertação de iões de cálcio e fosfato a um pH cariogénico baixo, quando estes iões seriam mais necessários para combater a cárie. Tanto para os sistemas de colagem total-etch como para os sistemas de colagem auto-etch, a estabilidade da colagem é limitada pela degradação da camada híbrida. A libertação de iões de cálcio e fosfato do adesivo pode ser altamente benéfica e pode servir como cristais de semente para facilitar a remineralização na camada híbrida e nas margens da restauração dentária. Assim, o adesivo de cálcio e fosfato pode proteger o colagénio exposto na interface de ligação e melhorar a estabilidade e a durabilidade da ligação. Por conseguinte, as nanopartículas de fosfato de cálcio amorfo contendo adesivo com libertação de iões de cálcio e fosfato podem ser meritórias na proteção do elo fraco da restauração dentária[39] .

COMPÓSITOS DENTÁRIOS ANTIBACTERIANOS E AGENTES DE LIGAÇÃO

A cárie dentária é uma infeção bacteriana frequente nos seres humanos e é uma doença bacteriana modificada por hidratos de carbono nutricionais. A desmineralização do dente é causada pelo ácido formado por biofilmes bacterianos na companhia de hidratos de carbono fermentáveis. Uma forma de resolver este problema tem sido o desenvolvimento e a mistura de metacrilatos de amónio quaternário (QAMs) antibacterianos e a sua integração em resinas para utilização em medicina dentária.

Com a introdução de agentes como a prata ou um ou mais antibióticos no material, é possível obter propriedades antimicrobianas dos compósitos. Foram adicionadas partículas de prata e de titânio para introduzir as propriedades antimicrobianas que melhoram a biocompatibilidade dos compósitos. As propriedades antibacterianas basearam-se no mecanismo de contacto em vez de lixiviação, que durou pelo menos um mês.

O trabalho pioneiro de Imazato e colaboradores produziu o brometo de metacriloiloxi dodecilpiridínio (MDPB), que pode ser copolimerizado e ligado covalentemente à matriz da resina, tornando-se assim imóvel para proporcionar uma inibição de contacto prolongada contra as bactérias orais. Um agente de ligação contendo MDPB disponível no mercado, Clearfil Protect Bond, demonstrou ter uma forte atividade antibacteriana contra S mutans, Lactobacillus casei e Actinomyces naeslundii, e foi capaz de eliminar as bactérias remanescentes no interior dos túbulos dentinários de cavidades dentárias preparadas. Foram também desenvolvidas numerosas formulações antimicrobianas adicionais, incluindo um adesivo contendo cloreto de metacriloxietilcetil dimetilamónio, polietilenimina de amónio quaternário, nanopartículas para nanocompósitos antibacterianos, cimentos de ionómero de vidro antibacterianos, compósitos dentários antimicrobianos e agentes de ligação utilizando um dimetacrilato de amónio quaternário[10] .

CENÇÃO - N

O Cention N (Ivoclar, Vivadent) é, comparativamente, um material de enchimento essencial, da cor do dente, recentemente lançado para enchimento em massa de material de restauração em preparações que são retentivas, semelhantes às preparações dentárias efectuadas para restauração de amálgama convencional, com ou sem a utilização de um adesivo (Ende, 2017). Trata-se do grupo de materiais de restauração "alkasite", que constitui uma nova categoria de material de preenchimento, tal como o compómero ou o ormocer, e é basicamente um subgrupo da resina composta (figura 27).

O Cention N é um material de restauração autopolimerizável em pó/líquido com uma fotopolimerização adicional opcional. É baseado em UDMA, no qual o líquido é composto principalmente de dimetacrilatos e iniciadores, enquanto o pó é composto de várias cargas de vidro, vários iniciadores e numerosos pigmentos.

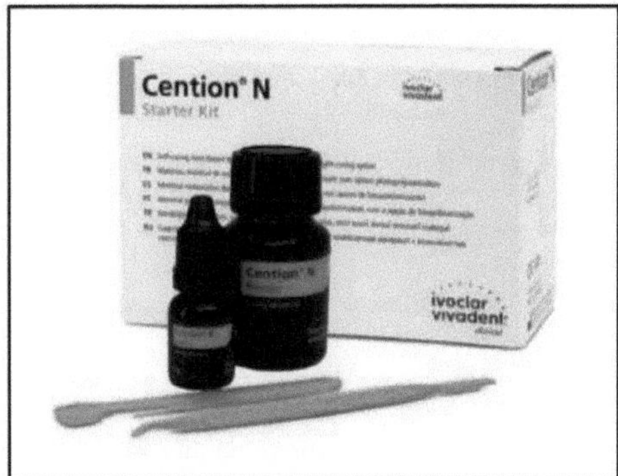

A figura 27 mostra Cention -N

PROPRIEDADES:

- São radiopacos e consistem em cargas de vidro alcalino que são capazes de libertar iões como o flúor, o cálcio e os iões hidroxilo, resultando num material anti-cariogénico.

- Como é de cura dupla, pode ser utilizado como um material de enchimento a granel e, por conseguinte, a colocação foi mais fácil.

- Pode ser curado em profundidade total devido à rede de monómeros altamente reticulados. Devido ao polímero de ligação cruzada elevada, tem um elevado grau de polimerização, conferindo uma elevada força e resistência ao desgaste.

- Devido à reticulação de monómeros de metacrilato em mistura com um iniciador de autocura essencialmente estável e eficiente.
- A suavidade da superfície é inferior à do compósito nano-híbrido, o que se deve à presença de partículas de carga de maior dimensão, entre 0,1 e 35 micro m, em comparação com o compósito nano-híbrido.
- O Cention N demonstrou ter uma maior densidade de rede de polímeros e grau de polimerização em toda a profundidade da restauração, bem como um alívio da tensão de retração em sua formulação.
- Uma propriedade única do Cention N é o seu enchimento especial patenteado (Isofiller), que atua como um aliviador de tensão de contração e, devido ao seu baixo módulo de elasticidade, este aliviador de tensão de contração dentro de 10, especialmente na interface de restauração do dente.

O fabricante do Cention N comparou a maior parte das suas propriedades com as da amálgama e do cimento de ionómero de vidro (CIV). Afirmou que a resistência à compressão e a durabilidade eram comparáveis às da amálgama e que a libertação de iões era comparável à do GIC. Em termos de estética, afirma-se que é superior ao GIC devido ao facto de ser mais translúcido[32] .

COMPÓSITOS AUTO-ADERENTES

Os compósitos auto-aderentes são também designados por compo-bonds. O compósito fluido auto-aderente combina as vantagens das tecnologias dos adesivos dentários e dos materiais de restauração (8ª geração) num único produto. O primeiro compo-bond foi introduzido em 2009 pela (Kerr Corp). Os compo-bonds têm as vantagens dos agentes de ligação à dentina auto-condicionantes e das resinas nano-preenchidas. Eliminam a fase de ligação precursora necessária para aderir a resina ao substrato dentário, reduzindo assim as hipóteses de sensibilidade pós-operatória[39] .

As resinas compostas fluidas auto-adesivas (figura 28), que são um produto da combinação de um sistema de ligação tudo-em-um e uma resina composta fluida. Através da incorporação do monómero funcional dimetacrilato de glicerofosfato na composição química das resinas compostas, os passos dos procedimentos de restauração direta são simplificados.

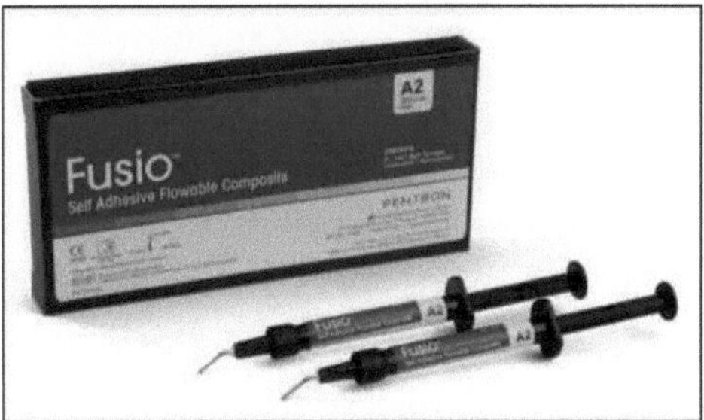

Figura 28. Mostra um compósito auto-aderente

O mecanismo de ligação dos compósitos auto-adesivos baseia-se na presença do monómero de dimetacrilato de fosfato de glicerol na sua composição, que é responsável pelo condicionamento da superfície dentária e pela ligação química aos iões de cálcio na estrutura dentária[35]. De acordo com a alegação do fabricante, este monómero apresenta propriedades ácidas; condiciona a estrutura dentária, liga-se ao cálcio da estrutura dentária e tem dois grupos funcionais de metacrilato, que podem copolimerizar com outros monómeros de metacrilato. Por conseguinte, a utilização destas resinas compostas resulta na redução do tempo necessário para as aplicar e na diminuição dos erros de procedimento e da sensibilidade da técnica. Com base em estudos anteriores, estas resinas compostas têm o módulo de elasticidade, a dureza e o grau de conversão mais elevados em comparação com outras resinas compostas fluidas convencionais. Para além disso, estas resinas compostas apresentaram uma maior expansão dimensional higroscópica e uma maior sorção de água, em comparação com outras resinas compostas fluidas, após imersão em água.

Estes compósitos têm propriedades semelhantes às dos compósitos fluidos convencionais. Também têm as propriedades da 7ª geração de agentes de ligação à dentina; assim, actuam como amortecedores sob a restauração de compósito à base de resina[39].

TRATAMENTO RESTAURADOR ATRAUMÁTICO

O Tratamento Restaurador Atraumático (ART) foi originalmente desenvolvido no terreno no subcontinente africano (Tanzânia) pela Universidade de Dar el Salaam na década de 1980; posteriormente, a Organização Mundial de Saúde (OMS) promove a utilização do ART, especialmente em crianças. Tal como o nome indica, o Tratamento Restaurador Atraumático (ART) é basicamente um procedimento minimamente invasivo que envolve a remoção de dentina cariada amolecida utilizando instrumentos manuais e, em seguida, a restauração da cavidade com um material adesivo, normalmente o Cimento de Ionómero de Vidro. O ART (figura 29) baseia-se na preservação máxima do tecido dentário sadio e na sensação mínima de desconforto e dor, uma vez que a utilização de instrumentos manuais talvez também reduza a dor devido à redução das vibrações, como ocorre durante a utilização de instrumentos dentários rotativos.

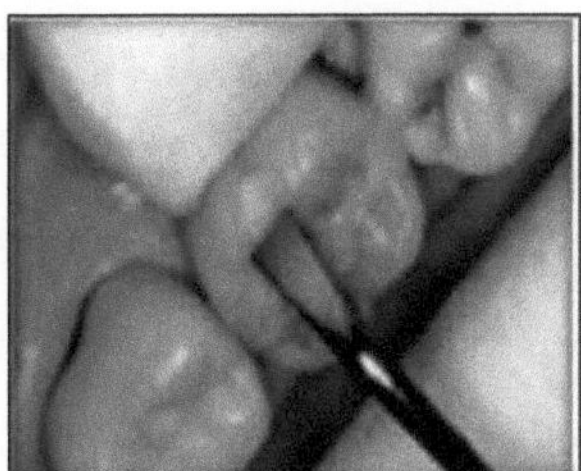

Figura 29. Mostra o Tratamento Restaurador Atraumático

Esta técnica está a ganhar popularidade e aceitação, especialmente em crianças, idosos e indivíduos que têm medo e ansiedade em relação ao tratamento dentário. O ART requer a utilização de um mínimo de equipamento dentário portátil e foi concebido para ser utilizado em ambientes de campo/comunitários. Foi desenvolvido para utilização em países menos desenvolvidos do mundo, onde o ART era visto como uma opção acessível para pacientes que não podem pagar tratamentos mais sofisticados, mas com o aperfeiçoamento da técnica e a utilização de materiais de restauração melhorados, a sua utilização expandiu-se consideravelmente também para os países desenvolvidos. Recentemente, foram introduzidas abordagens ART modificadas, em oposição ao ART "verdadeiro". Estas abordagens modificadas envolvem a abertura da cavidade com uma broca, a limpeza, a restauração e o acabamento com instrumentos manuais ou a utilização de materiais de restauração alternativos, incluindo a amálgama. Além disso, alguns estudos aplicaram GICs do tipo ART como selantes de fossas e fissuras, utilizando métodos diferentes, como o método press-finger. Estas abordagens ART modificadas não são consideradas como ART "verdadeiro"[36] .

Atualmente, o cimento de ionómero de vidro que liberta fluoreto foi utilizado para o ART, uma vez que minimiza o aparecimento de cáries secundárias. Foi utilizado o cimento de ionómero de vidro de alta viscosidade (Fuji IX), que simplifica o processo de restauração e permite que o complexo dentina-polpa reaja contra o processo de cárie. O CIV cria uma ligação química entre o cimento e o esmalte e a dentina remanescentes. Esta aderência proporciona um selamento adaptativo e, como o material lixivia lentamente iões de flúor para o tecido dentário adjacente, os GICs são capazes de parar ou retardar a progressão das lesões cariosas[40] .

O ART é utilizado nos casos em que existem obstáculos para chegar às unidades de cuidados dentários e tem provado ter elevadas taxas de sucesso na dentição primária. O ITR, por outro lado, é utilizado como uma restauração provisória que será substituída por outra mais definitiva.

O ART foi desenvolvido como uma abordagem de tratamento nos países em desenvolvimento, onde os recursos poderiam não estar disponíveis para um tratamento mais definitivo. A seguir, os países desenvolvidos começaram a utilizar a mesma abordagem em casos de cáries graves na primeira infância, a fim de controlar a progressão das cáries através da propriedade de libertação de flúor dos ionómeros de vidro. Foi então designado por ITR. Além disso, as crianças que são ansiosas e difíceis de lidar no consultório dentário são candidatas adequadas ao ITR, que comprovadamente produz resultados satisfatórios.

Apesar das semelhanças entre a TAR e o ITR, há certos aspectos que tornam as duas abordagens diferentes. Na maioria dos casos em que o ART foi utilizado, não havia a previsão de substituí-lo por um tratamento mais definitivo. Isto porque as indicações para a sua utilização referiam que era utilizado quando existiam obstáculos para chegar às unidades de cuidados dentários. Portanto, muito provavelmente também havia obstáculos para substituí-lo por um tratamento mais definitivo. O ART é realizado em áreas carentes de instalações e muitas vezes é interpretado erroneamente como uma restauração definitiva.

O cimento de restauração convencional de polialkenoato de vidro (ionómero) (GIC) é o material de eleição que tem sido utilizado para ART e ITR. Além disso, o cimento de ionómero de vidro modificado com resina (RMGIC) teve um melhor desempenho do que o ionómero de vidro convencional no ART e ITR devido à sua maior resistência ao desgaste.

TÉCNICAS DE UTILIZAÇÃO:

O ART é efectuado utilizando um instrumento manual afiado para remover a estrutura dentária cariada, seguido de restauração com GIC ou RMGIC. O instrumento utilizado no ART é uma escavadora de colher afiada com um diâmetro de 1 ou 1,5 mm para remover as cáries moles. O procedimento ART não requer a utilização de anestesia local, uma vez que não produz dor e é bem aceite pelas crianças.

Utilizar com amaciador:

As propriedades do GIC no ART foram influenciadas pela utilização de certos materiais. Por exemplo,

Foi provado que o GIC produzia melhores resultados quando utilizado em conjunto com um condicionador de dentina (Cavity conditioner; GC). O condicionador é composto por 20% de ácido poliacrílico e 3% de cloreto de alumínio hexa-hidratado. Ajuda a limpar a superfície de ligação do dente antes da utilização do GIC, removendo a camada de smear layer e os detritos. Além disso, tem a vantagem de selar os túbulos dentinários para eliminar a sensibilidade.

Abordagem quimio-mecânica

O método quimio-mecânico de remoção de cáries é um método desejado que pode ser utilizado no ART. A abordagem quimio-mecânica compreende o uso de um material químico que amolece a estrutura dentária cariada, seguido da remoção mecânica da cárie. Este método tem a vantagem de reduzir a dor, o calor, a vibração e a pressão durante o tratamento, tornando-o aceite pelas crianças. O Papacarie é um gel constituído por papaína e cloramina. A papaína é uma endoproteína que possui propriedades bacteriostáticas, bactericidas e anti-inflamatórias. A cloramina, por outro lado, é formada através da reação química do cloro e do azoto, que é derivado do amoníaco. Os componentes adicionais do Papacarie incluem sais, água, azul de toluidina e espessantes. O Carisolv é um gel composto por hipoclorito de sódio a 0,5% e três aminoácidos, incluindo lisina, leucina e ácido glutâmico.

INDICAÇÕES :-

- O ART é utilizado nos casos em que o tratamento dentário de rotina não pode ser efectuado devido à falta de instalações ou de acessibilidade a uma clínica dentária. Além disso, o ART pode ser utilizado nas escolas como uma medida comunitária para controlar as cáries num grande número de crianças. O ART pode ser utilizado tanto nos dentes decíduos como nos permanentes.
- O ITR está indicado nos casos em que existem obstáculos à realização de um tratamento dentário ideal. Esta dificuldade está relacionada com a preparação da cavidade ou restauração, ou com a condição oral do paciente (por exemplo, cáries na primeira infância). Em ambos os casos, o ITR constitui uma alternativa adequada.

As indicações para a utilização do ITR incluem pacientes jovens, pacientes que não cooperam, pacientes com necessidades especiais e casos em que o tratamento dentário tradicional não pode ser efectuado e tem de ser adiado. Para além disso, o

ITR pode ser utilizado em escavações faseadas, em molares parcialmente erupcionados que são difíceis de isolar ou em doentes com cáries graves antes da anestesia geral. O ITR pode ser utilizado tanto em dentes decíduos como em dentes permanentes[41] .

RESTAURAÇÃO PREVENTIVA EM RESINA

Uma restauração preventiva de resina é um tratamento conservador que envolve uma escavação limitada para remover tecido cariado, restauração da área escavada com uma resina composta e aplicação de um selante sobre a superfície da restauração e restantes fossas e fissuras sãs e contíguas (figura 30). Este tratamento é uma alternativa à abordagem habitual em que, para além do tecido cariado, são preparadas fossas e fissuras sãs e é colocada uma restauração de amálgama[42] .

As restaurações preventivas de resina representam uma evolução no uso de resinas dentárias em dentes posteriores que começou com os estudos de selantes de fossas e fissuras na década de 1960. Os selantes são indicados para dentes com fossas e fissuras sem cáries, enquanto as restaurações preventivas de resina são utilizadas para fossas e fissuras com cáries diagnosticadas. A principal vantagem das restaurações preventivas de resina em relação às convencionais é o facto de serem menos invasivas. Assim, o tecido dentário saudável não é removido desnecessariamente.

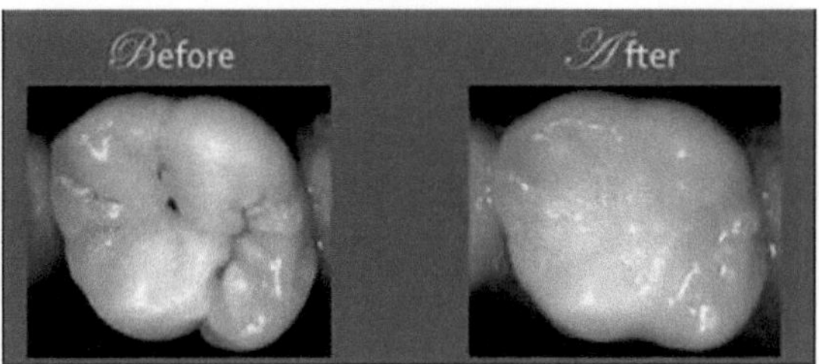

Figura 30. Mostra a restauração preventiva de resina

História da PRR:

Nas últimas décadas, foram feitas muitas tentativas para prevenir o desenvolvimento de cáries, em particular cáries oclusais, uma vez que era geralmente aceite que as fossas e fissuras dos dentes ficariam infectadas com bactérias no prazo de 10 anos após a sua erupção na boca. Uma das primeiras tentativas de prevenir a cárie oclusal ocorreu já em 1905 por Willoughby D. Miller. Miller, um pioneiro da medicina dentária, estava a aplicar nitrato de prata nas superfícies dos dentes, tratando quimicamente o biofilme com as suas funções antibacterianas contra Streptococcusmutans e Actinomycesnaeslundii, que são ambos agentes patogénicos da cárie. O nitrato de prata, que também estava a ser praticado por H. Klein e J.W. Knutson na década de 1940, estava a ser utilizado na tentativa de prevenir e parar as cáries oclusais. Em 1921, T.P. Hyatt, um investigador pioneiro, foi a primeira pessoa a recomendar a odontotomia profiláctica (operação preventiva). Este procedimento envolvia a criação de preparos cavitários de Classe 1 nos dentes que eram considerados em risco de desenvolver cáries oclusais, o que incluía todas as fossas e fissuras. O alargamento das fossas e fissuras era então preenchido com amálgama. Em 1929, Bodecker tentou prevenir a cárie oclusal limpando as fossas e fissuras com um explorador e depois selando-as com cimento dentário, como o cimento de oxifosfato [1]. Foi em 1955, que M.G. Buonocore deu a conhecer os benefícios do condicionamento do esmalte com ácido fosfórico. Os seus estudos demonstraram que a resina podia ser ligada ao esmalte através do condicionamento ácido, aumentando a adesão e criando simultaneamente uma melhor integridade marginal do material de restauração de resina. Foi este sistema de ligação que levou à futura criação bem sucedida de selantes de fissuras. Em 1974, os selantes de fissuras de cimento de ionómero de vidro (GIC) foram introduzidos por J.W. McLean e A.D. Wilson.

Classificação dos vedantes à base de resina :

- Primeira geração: conjunto com cura UV
- Segunda geração: cura química (auto-polimerização)
- Terceira geração: curado com luz visível.
- Quarta geração: contêm flúor.

Avanços em PRR:

- Selante de libertação ACP
- Proteínas de cálcio amorfas
- Libertação de fluoreto
- Cor dos dentes
- Esmalte LOC
- Auto-gravação

- Fotopolimerização
- Libertação de fluoreto
- Branco natural
- Esmalte wetbond
- Não BISFENOL
- Não BISGMA

- Libertação de fluoretos
- Fotopolimerizável

INDICAÇÕES PARA RESTAURAÇÕES PREVENTIVAS DE RESINA

- As restaurações preventivas de resina são utilizadas nas superfícies oclusais de pré-molares, molares permanentes e molares primários. Apesar de vários estudos clínicos sobre o procedimento, não foram estabelecidas indicações uniformes.
- Uma afirmação ampla, mas ainda assim abrangente, é: Uma restauração preventiva de resina é indicada quando a lesão cariosa numa fossa ou fissura é pequena e discreta.
- Assim, o clínico deve tomar decisões de diagnóstico relativamente à existência, tamanho e localização de uma lesão, e uma decisão de planeamento do tratamento de que uma restauração de resina preventiva é o tratamento mais adequado[42] .

MATERIAIS INTELIGENTES

Os materiais inteligentes existem há muitos anos e têm encontrado um grande número de aplicações. A utilização dos termos "smart" e "inteligente" para descrever materiais e sistemas veio dos Estados Unidos e teve início na década de 1980. Estes são designados por "inteligentes", uma vez que estes materiais suportam a estrutura dentária remanescente ao ponto de ser possível efetuar uma preparação mais conservadora da cavidade.

Alguns deles são também de natureza "biomimética", uma vez que as suas propriedades podem imitar as estruturas naturais dos dentes, como o esmalte ou a dentina. Os materiais dentários actuais foram improvisados para os tornar mais inteligentes. A utilização destes materiais inteligentes revolucionou a medicina dentária, que inclui a utilização de materiais de restauração como compósitos inteligentes, cerâmicas inteligentes, compómeros, ionómero de vidro modificado por resina, fosfato de cálcio amorfo que liberta selantes de fossas e fissuras, etc. e outros materiais como ligas ortodônticas com memória de forma, material de impressão inteligente, sutura inteligente, brocas inteligentes, etc.

Classificação dos materiais inteligentes :

Os materiais inteligentes podem ser classificados principalmente em:

- Materiais passivos - Por exemplo, ionómero de vidro modificado por resina, Compómero, compósitos dentários,
- Materiais activos - por exemplo, compósitos inteligentes, cerâmicas

inteligentes[43]

MATERIAIS INTELIGENTES EM MEDICINA DENTÁRIA

A medicina dentária atravessou uma era em que se assistiu a uma utilização generalizada de materiais passivos e inertes. Estes foram concebidos de forma a não interagirem com os tecidos e/ou fluidos corporais. Com base nas suas interações com o ambiente, os materiais dentários são atualmente classificados em termos gerais como bioinertes (passivos), bioactivos e bio-responsivos ou materiais inteligentes.

Os primeiros materiais dentários inteligentes a serem utilizados em medicina dentária foram as ligas de níquel-titânio, ou SMAs, utilizadas como fios ortodônticos. Do mesmo modo, o potencial comportamento inteligente termo-responsivo de alguns cimentos de ionómero de vidro foi sugerido pela primeira vez por Davidson e foi depois demonstrado como resultado da tentativa de medir o coeficiente de expansão térmica.

Materiais inteligentes em medicina dentária de acordo com a sua utilização

1. Dentisteria de restauração

    - Cimento de ionómero de vidro inteligente (GIC)
    - Compósitos inteligentes
        - Sistema de obturação Smart seal
        - Compósitos auto-regeneráveis.

2. Prótese dentária

- Cerâmica inteligente
- Materiais de impressão inteligentes.

3. Ortodontia

- SMAs.

4. Medicina dentária pediátrica e preventiva

- Selantes de fossas e fissuras com libertação de fosfato de cálcio amorfo (ACP).
- Selantes de fossas e fissuras libertadores de flúor

5. Periodontia

- Péptido antimicrobiano inteligente.

6. Endodontia

- Instrumentos rotativos de NiTi.

7. Cirurgia oral e maxilofacial

- Suturas inteligentes.

8. Fibras inteligentes para medicina dentária a laser

- Fibras fotónicas de núcleo oco.[44]

COMPÓSITOS INTELIGENTES

É um material de restauração de vidro alcalino, nano-preenchido, ativado por luz, que liberta cálcio, fluoreto e iões hidroxilo quando os valores de pH intra-orais descem abaixo do pH crítico de 5,5 e contrariam a desmineralização da superfície dentária e ajudam na remineralização. O material pode ser curado adequadamente em espessuras até 4 mm. É recomendado para a restauração de lesões de classe I e classe II em dentes decíduos e permanentes.

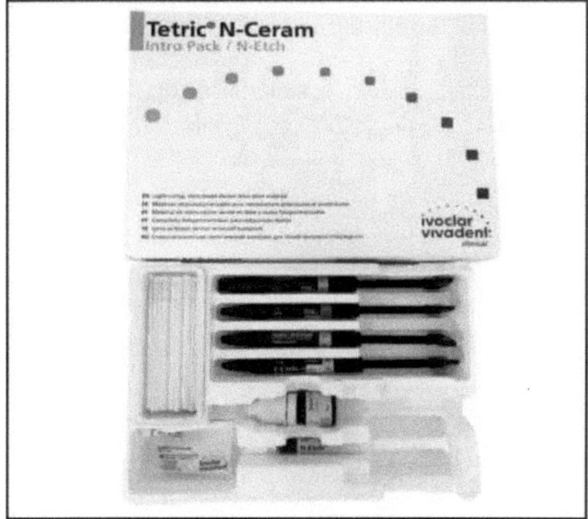

Figura 31. Mostra os compósitos inteligentes

Curado em massa com espessura até 4mm. É recomendado para a restauração de lesões de classe I e classe II em dentes decíduos e permanentes.

Ex: Controlo de pH Ariston - introduzido pela Ivoclar-Vivadent Company (figura 31)

Os compósitos inteligentes que contêm ACP (fosfato de cálcio amorfo) são um dos mais solúveis dos fosfatos de cálcio biologicamente importantes, exibindo a mais rápida conversão em hidroxiapatite cristalina (HAP). O ACP, quando integrado em resinas especialmente concebidas e formuladas para fazer um material compósito, terá uma natureza de libertação prolongada no tempo para atuar como fonte de cálcio e fosfato, o que será útil para a prevenção de cáries[43] .

COMPÓSITOS AUTO-CICATRIZANTES

O primeiro material sintético auto-reparador ou auto-cicatrizante de que há notícia apresenta algumas semelhanças com os materiais dentários à base de resina. Como se trata de um sistema epóxi que contém microcápsulas cheias de resina, se ocorrer uma fissura no material compósito epóxi, algumas das microcápsulas desintegram-se perto da fissura e libertam a resina. A resina preenche subsequentemente a fenda e reage com um catalisador Grubbs que está disperso no compósito epóxi, resultando na polimerização da resina e na reparação da fenda. O mecanismo de auto-reparação baseado na desintegração de microcápsulas pode ter um futuro promissor e os compósitos reparados desta forma podem ter um melhor desempenho do que os reparados com abordagens de reparação macroscópica[43] .

CERÂMICA INTELIGENTE

Em 1995, a primeira ponte dentária totalmente em cerâmica foi inventada na ETH Zurich com base num processo que permitia a maquinação direta de dentes e pontes em cerâmica. Desde então, o processo e os materiais foram testados e introduzidos no mercado como CERCON. A resistência e a tecnologia do CERCON permitem que a ponte seja produzida sem aço inoxidável ou metal. O material totalmente cerâmico à base de zircónia não é cozido em camadas sobre o metal, mas é criado a partir de uma unidade sem metal. O produto global é uma restauração sem metal, biocompatível e realista, com uma resistência que ajuda a resistir à formação de fissuras. Com CERCON, as margens escuras inestéticas e as sombras cinzentas artificiais do metal subjacente deixam de ser um problema. É amplamente utilizado em implantes e outras aplicações não metálicas, uma vez que são bioresponsivos[43]

.

CIMENTO IONÓMICO DE VIDRO INTELIGENTE (RMGIs)

Davidson, em 1998, sugeriu pela primeira vez o comportamento inteligente do GIC. Está relacionado com a capacidade de uma estrutura de gel absorver ou libertar solvente rapidamente em resposta a um estímulo que pode ser a temperatura, a alteração do pH, etc. O ionómero inteligente imita o comportamento da dentina humana. O cimento de ionómero de vidro modificado com resina, o compómero ou o giómero também apresentam estas caraterísticas inteligentes (figura 32). Ex. GC Fuji IX EXTRA[44]

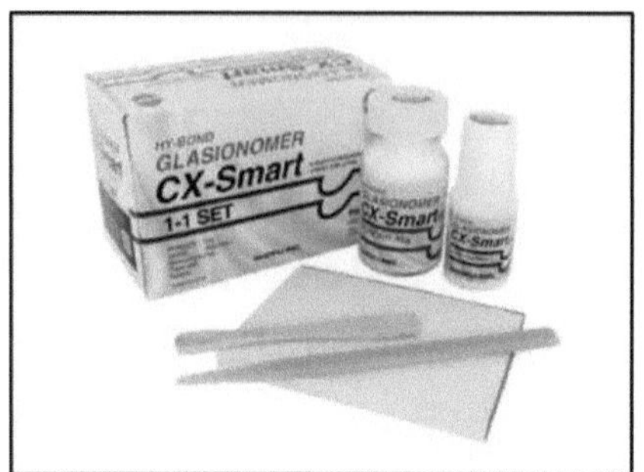

Figura 32. Mostra o GIC inteligente

BROCAS DE PREPARAÇÃO INTELIGENTE

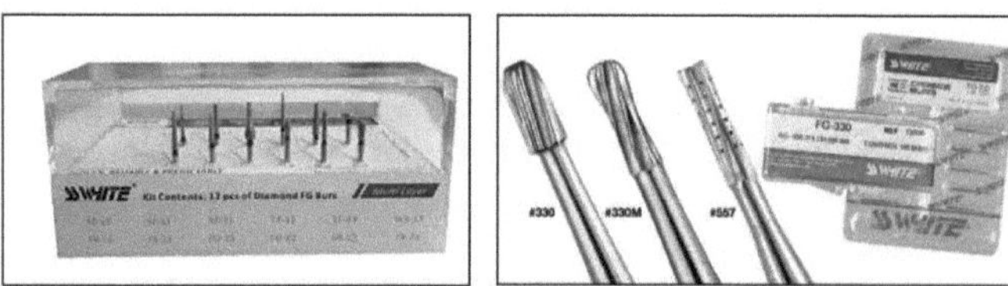

Figura 33. Mostra as brocas de diamante e de carboneto inteligentes

São brocas de polímero que removem apenas a dentina infetada. A dentina afetada, que tem a capacidade de remineralização, permanece intacta. O corte excessivo da estrutura dentária, que é normalmente observado com as brocas convencionais, pode ser evitado com a utilização destas brocas de preparação inteligentes. As brocas inteligentes removem a dentina cariada seletivamente, deixando a dentina saudável intacta. As arestas de corte de polímero desgastam-se ao entrar em contacto com materiais mais duros, como a dentina saudável, e tornam-se rombas[43]

.

As brocas SmartPrep estão disponíveis em três tamanhos ISO 010, 014 e 018 e destinam-se apenas a uma única utilização (ação auto-limitada). Devem ser utilizadas com uma pressão ligeira e a escavação deve ser feita do centro para a periferia para evitar o contacto com a dentina mais dura[44] .

Ex: Kit de preparação de diamantes e carbonetos SS White. (figura 33) [43]

RESTAURAÇÕES CORONAIS COMPLETAS ESTÉTICAS

"O sorriso de uma criança é um pacote de sol e arco-íris"

Esta dádiva de Deus pode ser dificultada pela perda prematura de dentes que, infelizmente, é uma ocorrência muito comum nas crianças devido à falta de conhecimentos sobre os procedimentos de higiene oral e à negligência em relação à manutenção da saúde dentária.

Atualmente, existem muitas soluções disponíveis para problemas estéticos em Odontopediatria. Mas o maior dilema é escolher a melhor modalidade de tratamento para um determinado paciente e situação que depende de vários factores como a idade do paciente, a motivação dos pais, o comportamento da criança na clínica dentária e o estatuto socioeconómico do paciente.

Estão disponíveis restaurações estéticas de cobertura total para dentes decíduos anteriores e posteriores, que preservam as funções dos dentes decíduos até à sua esfoliação em estado saudável[2] .

O tratamento destes dentes mutilados é um desafio devido à proximidade da polpa e à reduzida superfície de esmalte disponível para colagem, ao fator custo e, em certa medida, à capacidade de cooperação da criança.

Classificação das coroas estéticas

Os critérios mais comuns de acordo com os quais as coroas pediátricas são classificadas incluem

1. Com base no método de cimentação ao dente

   a) Coroas coladas - coroas de policarbonato, coroas de tiras, coroas de jaqueta pedo, coroas de vidro artístico

   b) Coroas cimentadas - coroas de aço inoxidável com revestimento, coroas Kinder Krowns , coroas Cheng, coroas NuSmile, coroas Dura, coroas Whiter Biter, coroas Pedo Compu, coroas revestidas a polietileno de alta densidade.

2. Com base no material das coroas

   a) Polímero - coroas em policarbonato, coroas em fita
   b) Aço inoxidável pré-envernizado - Nu- smile Signature
   c) Zircónia - EZ pedo, Nu-Smile ZR
   d) Alumínio folheado com material da cor do dente -Pérolas de peedo[7]

As indicações para a restauração de cobertura total incluem o seguinte:

1. Cárie em duas ou mais superfícies.
2. Descalcificação cervical extensa.
3. Após a terapia pulpar.
4. Após perda de estrutura dentária extensa.
5. Dentes com múltiplos defeitos hipoplásicos.
6. Dentes anteriores descoloridos[46]

COROAS EM AÇO INOXIDÁVEL DE FACE ABERTA

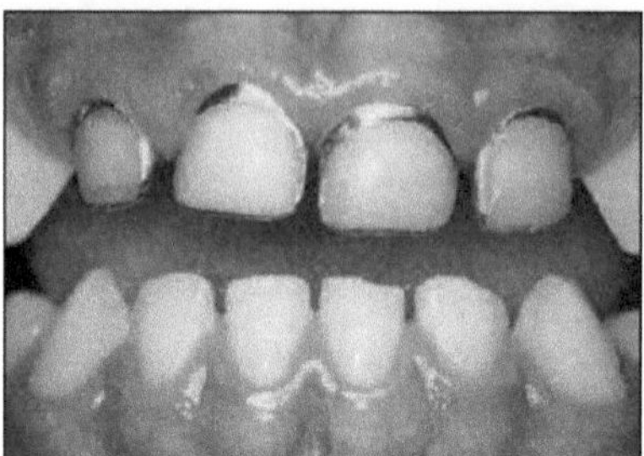

Figura 34. Mostra uma coroa de aço inoxidável com face aberta

Tendo em consideração a exigência estética na dentição decídua anterior, as coroas de aço inoxidável podem ser modificadas para a sua utilização nos dentes anteriores através de uma coroa de aço inoxidável de face aberta (figura 34).

Preparação do dente:

- Para a fenestração, esta é preparada na superfície vestibular da coroa de aço inoxidável para deixar um perímetro de coroa, que é depois restaurado com uma faceta de resina/material plástico da cor do dente.
- Com o desenvolvimento da técnica de ataque ácido e a melhoria do manuseamento, acabamento e considerações estéticas dos materiais compósitos, estes substituíram largamente a utilização de coroas de aço inoxidável para a reparação de incisivos fracturados e a resina da cor do dente é colocada após o ataque ácido e a colagem.
- O compósito pode ser colado diretamente sobre o cimento depois de criar algumas ranhuras de retenção à volta das áreas gengivais da coroa. No entanto, a colocação da coroa é demorada, uma vez que

envolve um processo em duas etapas.

A estética é comparativamente boa e oferece a vantagem da resistência das coroas de aço inoxidável pré-formadas

VANTAGENS

- Altamente económico
- Fácil de utilizar
- Adaptação adequada dos dentes
- Esteticamente aceitável

DESVANTAGENS

- Falta de controlo adequado da humidade.
- Presença de hemorragia gengival.
- Tempo prolongado de permanência na cadeira.
- Visibilidade do metal na margem da coroa gengival[57]

INDICAÇÕES

1. Fratura da coroa
2. Proteção da polpa.
3. Após terapia pulpar em dentes anteriores
4. Cáries multi-superfície
5. Dentes com defeitos de desenvolvimento

CONTRA-INDICAÇÕES

1. Alergia ou vulnerabilidade ao níquel;
2. Paciente que não coopera;

3. Um dente primário perto do seu tempo de esfoliação;

4. Uma radiografia que mostra a reabsorção de mais de metade da raiz do dente;

5. Nível de fratura do dente abaixo da margem gengival.[57]

COROAS DE AÇO INOXIDÁVEL PRÉ-FABRICADAS

As coroas de aço inoxidável pré-revestidas (figura 35) foram inicialmente introduzidas para dentes anteriores decíduos e mais tarde foram também modificadas para molares decíduos. Foram introduzidas na medicina dentária pediátrica como uma opção estética alternativa para os dentes anteriores primários[58]. São uma combinação de coroas convencionais de aço inoxidável com resina composta ou termoplástica. Serviram para ser uma solução adequada, forte, infalível e estética para o complicado desafio de restaurar incisivos primários severamente cariados[5].

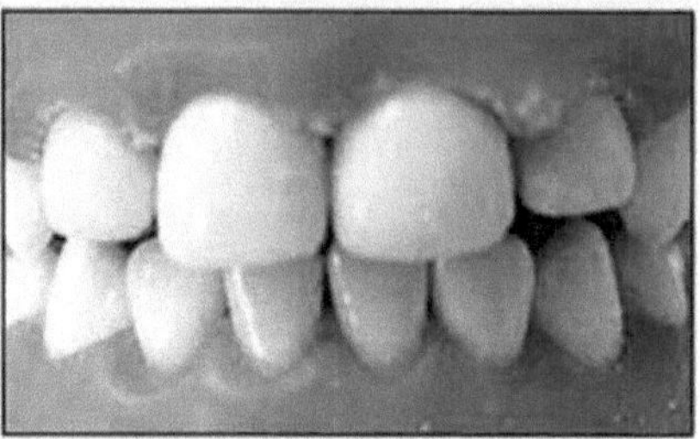

Figura 35. Mostra uma coroa de aço inoxidável pré-envernizada

Estas restaurações intra-coronais são fiáveis e duradouras em termos de longevidade. As coroas de aço inoxidável pré-revestidas proporcionam uma cobertura total, durabilidade, fácil colocação e estética. Estas coroas são coroas de níquel-crómio com um revestimento estético, ligadas mecanicamente e/ou quimicamente.

Podem ser colocadas num curto espaço de tempo. No entanto, estão disponíveis apenas em duas tonalidades, o que pode dificultar a correspondência entre as coroas pré-fabricadas e a cor dos dentes adjacentes. Ao cimentar estas coroas, recomenda-se a utilização de cimento de ionómero de vidro para manter a coroa no lugar até o cimento secar. A taxa de retenção para este tipo de coroa é superior a 90% após 6 a 17 meses. Walia et al. (2014) relataram que as coroas de SSC preveneered eram retentivas, mas a faceta facial fracturou ao longo do tempo. A falha do revestimento ocorreu devido à perda parcial do revestimento composto na interface metal-resina após a colocação da restauração.[2]

VANTAGENS

1. Esteticamente agradável.
2. Durabilidade
3. Dão bons resultados em condições em que o controlo da humidade é difícil.
4. Tempo operatório curto

DESVANTAGENS

1. A adição de resina provoca um aumento da espessura em comparação com um SSC convencional, pelo que é necessária uma preparação dentária mais extensa para um ajuste e oclusão adequados

2. Não há escolha da cor da resina e as coroas fornecidas são por vezes tão brancas que parecem artificiais e inestéticas na boca
3. Mais caro
4. O aspeto labial da margem não pode ser frisado, porque o material de resina colado irá soltar-se. A área não cravada não se ajusta com a mesma precisão que uma coroa de aço não revestida.
5. Não pode ser esterilizado sob pressão com calor elevado, pois destruirá a camada de resina aderente.
6. A remodelação das facetas de resina requer tempo laboratorial ou clínico adicional.
7. Dificuldade em colocar coroas em pacientes com apinhamento.
8. Quando sujeito a uma força forte, o material de revestimento de resina é frágil e tende a partir-se[47] .

COROAS CHENG

As coroas Cheng (figura 36) foram introduzidas em 1987 pelos Laboratórios de Ortodontia Peter Cheng. São coroas anteriores pediátricas em aço inoxidável revestidas com um compósito de qualidade superior, à base de malha com um compósito fotopolimerizável[5] .

- Podem ser utilizados em todos os dentes anteriores e posteriores.
- As coroas de Cheng têm propriedades desejáveis, tais como estabilidade da cor, resistência à placa bacteriana e podem ser submetidas a esterilização pelo calor sem afetar a sua força de ligação e cor.

- Também pode ser entregue à criança numa única visita & e com menos desconforto para o paciente (Baker *et al.*, 1996). No entanto, são muito dispendiosos e, durante o engaste, fracturam frequentemente.

- Está disponível em 6 tamanhos: superior e inferior, direito e esquerdo, central e lateral (Suzan Sahana, *et al.*, 2010)4.

- Existem duas variantes que são as coroas clássicas e as coroas de zircónio:.

- As coroas clássicas têm uma resina folheada a uma cobertura de aço inoxidável, enquanto a coroa de zircónio é uma coroa de cerâmica monolítica fresada com precisão que é praticamente indestrutível.

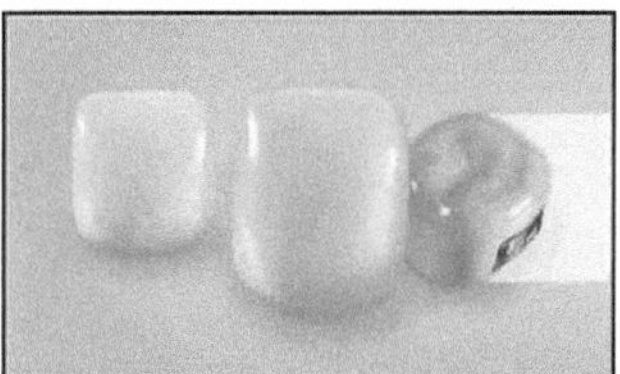

Figura 36. Mostra coroas clássicas

Embora as coroas de zircónia (figura 37) não sejam frisáveis como as coroas clássicas, são pré-crimpadas para dar uma margem de retenção de friso para dar um perfil de emergência mais natural. As coroas de zircónio têm de ser esterilizadas em autoclave, enquanto as coroas clássicas têm de ser esterilizadas a frio.[52]

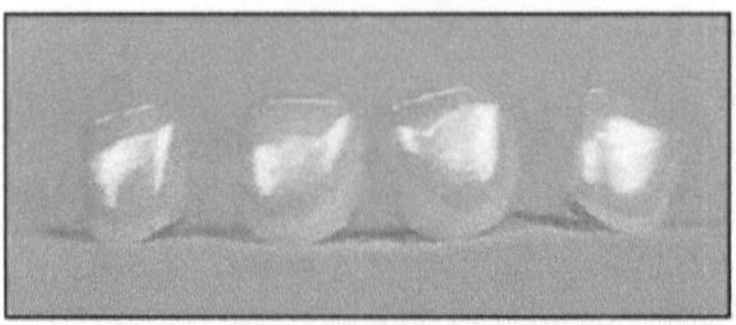

Figura 37. Mostra coroas de zircónio

- A coroa Cheng utiliza uma técnica patenteada de polimento em seis etapas e um acabamento manual de cada coroa após o processo de fresagem com um polimento acetinado inteligente tipo espelho em todas as superfícies.
- Tanto no primeiro como no segundo molar primário, as coroas Cheng apresentavam a superfície oclusal e as margens oclusais mais suaves[51]
.

VANTAGENS

- Procedimento de uma visita
- Menos sensível à técnica
- Coroas mais aceites
- Pode ser autoclavado
- Resistente a manchas
- Não provoca qualquer desgaste do dente oposto

DESVANTAGENS

- A faceta pode fraturar
- Caro[7]

COROAS DE CRIANÇAS

As coroas Kinder em zircónio (figura 38) foram introduzidas em 1989 e são conhecidas por oferecerem as tonalidades e o contorno mais naturais para o paciente. As coroas Kinder têm como objetivo fornecer a coroa mais natural, semelhante à vida e anatomicamente correta possível. Têm um bordo incisal altamente caracterizado, tonalidades cientificamente desenvolvidas e margens com penas finas. As margens com penas finas ajudam a criar um perfil de emergência estético. Estas coroas estão disponíveis para dentes anteriores e posteriores e são fornecidas como coroas Kinder em zircónia ou como uma coroa Kinder pré-fabricada.

PROPRIEDADES:

* As coroas de zircónia Kinder têm um sistema de retenção interno sob a forma de bandas de retenção que fixam a restauração ao dente após a cimentação. As bandas de retenção também aumentam a área de superfície total para o cimento se ligar à estrutura do dente e à coroa.
* Além disso, possui um fecho incisal (figura 39) para uma melhor adesão e retenção.[5]
* Possui uma coroa reforçada em aço inoxidável com margens emplumadas.
* As coroas pré-fabricadas consomem menos tempo a utilizar e são comparativamente menos sensíveis à técnica.

Está disponível em dois comprimentos diferentes, o comprimento normal e o comprimento curto, para que os clínicos possam escolher com base nas suas preparações dentárias. As cores oferecidas para o Kinder Krowns prevenido são a cor Pedo 2 e a cor Pedo 1. Pedo 1 é um tom mais claro e branqueado, enquanto Pedo 2 dá um aspeto mais natural. Tem um contorno universal, pelo que o clínico pode decidir tornar a coroa esquerda ou direita, arredondando seletivamente o canto mesial ou distal[52] .

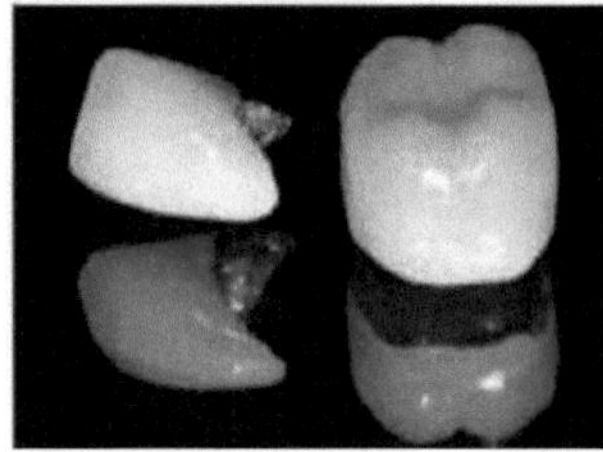

Figura 38. Mostra a coroa do Kinder

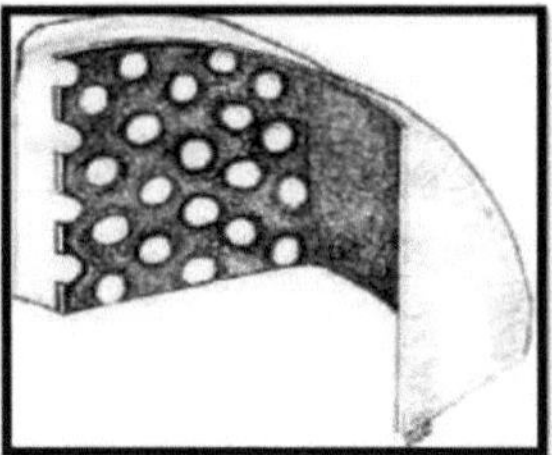

Figura 39. Mostra a trava incisal

COROAS NU SMILE

As coroas NuSmile (figura 40) foram introduzidas no ano de 1991. Também são feitas de aço inoxidável com um revestimento da cor do dente com um aspeto ainda mais natural, ou seja, cerâmica de zircónio monolítico de alto grau. São indicadas para restaurações de cobertura total quando é necessária uma coroa para durabilidade e para proteger a estrutura dentária remanescente.

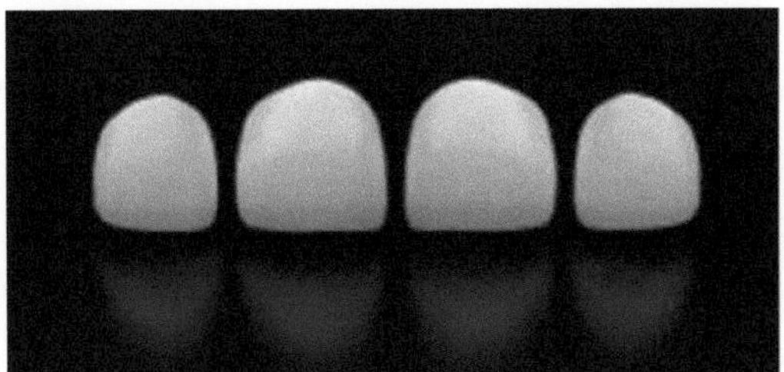

Figura 40 . Mostra NU SMILE CROWNS

Estas coroas têm a face de revestimento de aspeto mais natural e evitam a visibilidade da descoloração escura dos dentes tratados pulparmente. Podem ser submetidas a esterilização por calor sem qualquer efeito significativo na força de ligação e na cor.

Num estudo realizado por kern, et al (2008), demonstrou-se que a contaminação por saliva afecta a capacidade de ligação da coroa de zircónia, e a contaminação é facilmente removida por procedimentos de limpeza comuns. As coroas Nusmile try in garantem uma retenção óptima do cimento na zircónia, poupando tempo valioso na cadeira.

O Nusmile ZR é a única coroa pediátrica que apresenta um desgaste comparável ao do esmalte natural dos dentes. A resistência à fratura do Nusmile ZR após envelhecimento artificial e fadiga cíclica simulando mais de 4 anos de utilização na boca de uma criança.[53]

Estão disponíveis em dois estilos: NuSmile Signature e NuSmile ZR.

- As coroas NuSmile Signature são anatomicamente corretas, com um revestimento da cor natural dos dentes, o que constitui uma alternativa às tradicionais coroas de aço inoxidável e de tiras de compósito.

- O NuSmile ZR, por outro lado, é feito de uma cerâmica de zircónia monolítica de alta qualidade que oferece uma estética e durabilidade superiores em comparação com o NuSmile Signature.

As coroas NuSmile são fornecidas num estilo universal em que as coroas anteriores são fabricadas com ambos os ângulos de ponta ligeiramente quadrados. O dentista pode arredondar qualquer um dos ângulos para a tornar numa coroa do lado direito ou esquerdo. São fornecidas em tons extra claros ou pedo claros. As coroas claras são comparativamente mais amarelas em comparação com a cor pedo original.[52]

A NuSmile utiliza um sistema patenteado sinterizado e moldado por injeção com alisamento manual seguido de polimento mecânico que resulta numa superfície lisa com valores médios de rugosidade mais baixos.[51] Possuem faceamento no lado labial, permitindo o engaste no lado lingual.[7]

VANTAGENS

- Coroas de aspeto natural
- Autoclavável
- Boa estética
- Aumento da longevidade
- Satisfação dos pais e dos doentes
- Menos tempo na cadeira e sensibilidade técnica
- Estabilidade da cor[50]

DESVANTAGENS

- Saúde gengival deficiente
- Caro
- Volumoso
- A cravação pode levar à fratura[7]

COROAS DURA

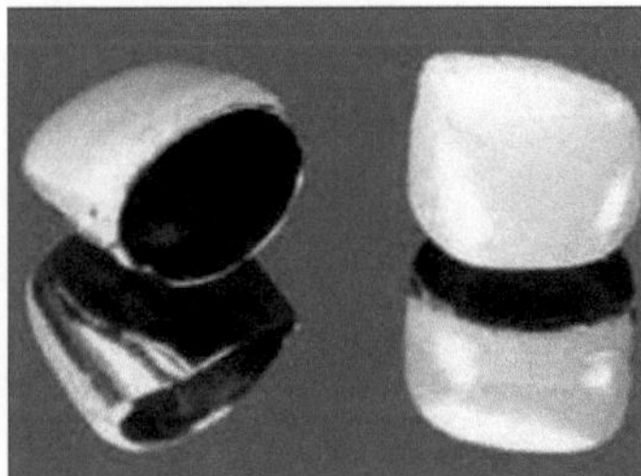

Figura 41 . Mostra coroas duras

As coroas Dura (figura 41) são feitas de uma coroa revestida de polietileno de alta densidade. As coroas Dura têm a vantagem de uma maior retenção em comparação com as coroas não revestidas quando o cimento e a cravação são combinados (Guelmann *et al.,* 2003)[7] '. Estas coroas podem ser cravadas labialmente e lingualmente, e podem ser aparadas com tesouras de coroa e festooned. As coroas Dura são estéticas e podem ser colocadas com um controlo deficiente da humidade ou da hemorragia.[50] Também tem um bordo de faca completo.[52] Estas coroas estão disponíveis numa única cor. Deve ter-se o cuidado de obter um ajuste tão próximo quanto possível, de modo a reduzir a necessidade de cravar e a minimizar a dependência da resistência do cimento.[7]

VANTAGENS

- Pode ser frisado tanto na margem facial gengival como na margem lingual
- Podem ser facilmente enfeitadas e aparadas com uma tesoura de coroa
- Melhor estética

DESVANTAGENS

- Falha prematura devido ao engaste da porção metálica, uma vez que enfraquece o revestimento estético
- Mais redução da estrutura dentária[7]

COROA DE MORDEDOR BRANCO

As coroas Whiter Biter foram desenvolvidas em 1995. Estas coroas de aço inoxidável foram desenvolvidas com um revestimento polimérico com uma composição híbrida de poliéster/epóxi. O revestimento é muito fino, mas não descasca nem lasca com o uso e a mastigação normais.[50]

COROA PEDO COMPU

As coroas Pedo Compu são coroas anteriores de aço inoxidável com revestimento de compósito de alta qualidade e base de malha com uma coroa de compósito fotopolimerizável. Tal como as coroas Cheng, também são resistentes à placa bacteriana e têm uma boa estabilidade de cor[52] .

VANTAGENS

- Não provoca qualquer desgaste no dente oposto e tem estabilidade de cor
- Proporciona um aspeto natural e é resistente à placa dentária[7] .

COROA FOLHEADA A POLIETILENO DE ALTA DENSIDADE

Estas são coroas estéticas pré-formadas que são revestidas com polietileno de alta densidade que é termoformado sobre uma coroa pré-formada de aço inoxidável.

VANTAGENS

- Elevada elasticidade
- Grande resistência à flexão
- Suporta a força de cisalhamento e não provoca lascas e fissuras.
- Aspeto natural
- O polietileno de alta densidade adapta-se ao dente por retenção mecânica e não se solta facilmente.
- O polietileno de alta densidade tem maior densidade do que o revestimento composto que é normalmente utilizado.[7]

PÉROLAS DE PEDO

- As pérolas Pedo foram introduzidas pela primeira vez em 1980.
- Trata-se de bonitas coroas de alumínio de calibre pesado revestidas com um revestimento em pó de qualidade alimentar da FDA e resina epóxida da cor dos dentes, ou seja, politetrafluoroetileno (PTFE).
- Servem como coroa definitiva para os dentes decíduos.[2]
- Trata-se de um novo tipo de coroa que está a ser desenvolvido e testado no

terreno.

- É uma coroa metálica que tem uma forma semelhante a uma SSC e é feita de alumínio em vez de aço inoxidável, uma vez que o revestimento de epóxi adere muito melhor ao alumínio. Quando o revestimento de resina epoxi se desgasta no ponto de contacto com o dente oposto, pode ser remendado com mais compósito[7]
- Requerem uma redução mínima dos dentes e podem ser facilmente frisados sem risco de lascar.[49]
- Está disponível nos tamanhos 1 a 4 e na forma universal, para Posterior 5,6 (a figura 42 mostra c1).[54]
- No entanto, estas coroas de alumínio são bastante macias e, por isso, criarão problemas a longo prazo.
- Ao utilizar estas coroas, é aconselhável preenchê-las com um compósito autopolimerizável ou de polimerização dupla, em vez de utilizar um cimento de cimentação normal.

Contraindicação: Devem ser evitados em pacientes com bruxismo

VANTAGENS

- Anatomia universal, pode ser utilizada em ambos os lados
- Proporciona uma boa estética
- Fácil de cortar e de frisar sem lascar ou descascar. (Sahana *et al, 2010)*

- O composto pode ser adicionado

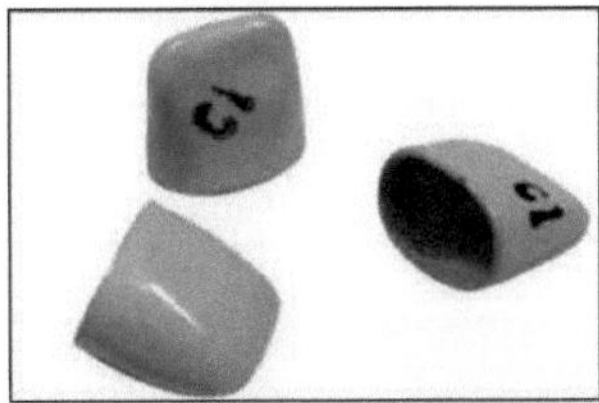

Figura 42. Mostra a pérola Pedo

DESVANTAGENS

- Menos durável
- As coroas são relativamente macias (Yilmaz et al., 2008).
- Desgaste nas zonas de forte oclusão [7]

COROAS BIOLÓGICAS

- O procedimento de coroa biológica foi publicado pela primeira vez como um relato de caso em 1964 por Chosak e Eildeman. Podem ser feitas a partir de fragmentos selecionados de dentes naturais extraídos ou de um banco de tecidos dentários e podem ser coladas ao dente com compósito de cura dupla (figura 43).
- Tavares, em 1992, descreveu pela primeira vez a técnica de restauração biológica na dentição decídua.
- É uma técnica em que a reintegração de fragmentos é feita com dentes

naturais, o que é conhecido como restauração biológica.

- Responde à estética e aos padrões dos dentes naturais.
- A utilização de uma coroa biológica e de uma restauração pós-núcleo para dentes mutilados tem mostrado resultados favoráveis.[49]

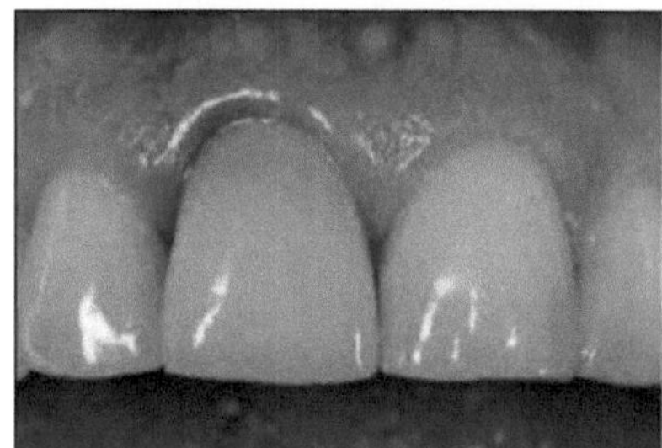

Figura 43. Mostra coroas biológicas

VANTAGENS

- Estética natural
- Suavidade superficial e adaptação cervical compatível com os dentes circundantes
- Evita consultas clínicas longas
- Evita técnicas extensivas
- Barato

DESVANTAGENS

- Falta de aceitação por parte dos doentes
- Falta de disponibilidade de dentes com estrutura, textura e cor semelhantes
- A longevidade é fraca
- Esterilização rigorosa[7]

COROA DE POLICARBONATO

- As coroas de policarbonato foram descritas pela primeira vez na literatura por Mink J.W (1973) (Sherman *et al.*, 1966) e têm sido utilizadas desde há muitos anos devido ao seu aspeto estético.[4]

- Estas coroas são um tipo de coroas de cobertura total pré-formadas que são feitas de resina acrílica moldada a quente. As coroas de policarbonato são poliésteres lineares aromáticos de ácido carbónico.

- Estas são designadas por resinas termoplásticas, uma vez que, de acordo com Nitkin DA et al (1977), apresentam uma elevada resistência ao impacto e rigidez e podem ser moldadas em sólidos por pressão e calor até à forma pretendida[48] .

- O seu ponto de distorção térmica é de cerca de 270° F e, por conseguinte, são extremamente estáveis em termos dimensionais.

- As coroas pré-formadas de policarbonato (figura 44) são mais finas e flexíveis e não são aconselhadas a serem utilizadas em casos em que a estrutura dentária remanescente é insuficiente para a retenção, bruxismo, apinhamento e condições de sobremordidas. Por conseguinte, estas coroas são raramente utilizadas atualmente.[7]

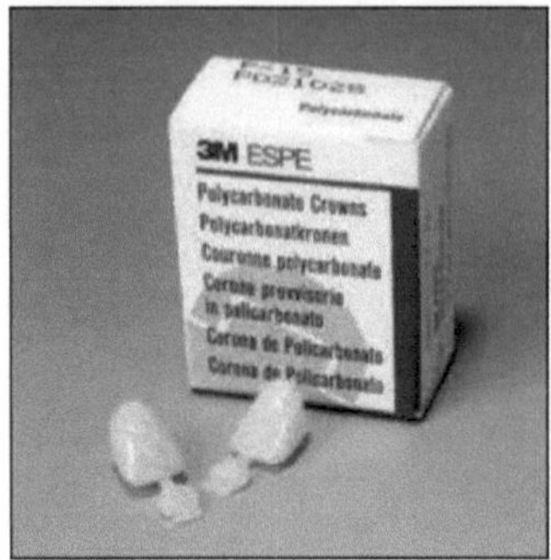

Figura 44. Mostra as coroas de policarbonato

- As coroas de policarbonato são coroas temporárias que podem ser colocadas como prótese fixa em dentes anteriores decíduos que serão esfoliados no futuro.
- Podem ser boas restaurações em dentes anteriores, uma vez que apresentam uma carga mastigatória muito menor em comparação com os dentes posteriores.
- Se combinado com fibras de microvidro, melhora a resistência ao impacto e a flexibilidade da coroa.[54]

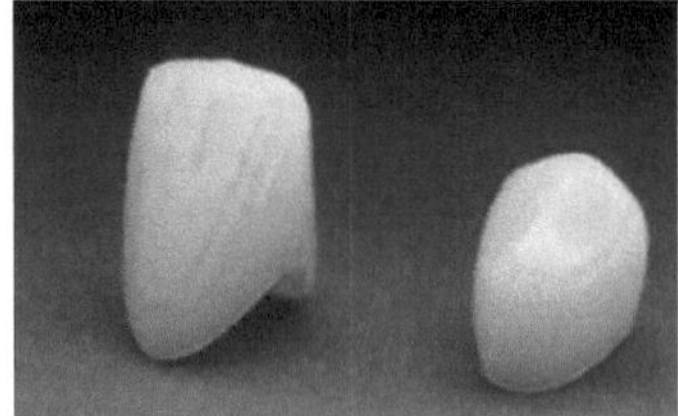

Figura 45 . Mostra a coroa de policarbonato

INDICAÇÕES

- Cárie galopante envolvendo três superfícies do dente.
- Síndrome do biberão
- Após terapia pulpar
- Malformação dentária
- Dentes fracturados e descolorados
- Pilar para mantenedores de espaço

CONTRA-INDICAÇÕES

- Quando o espaço entre os dentes é inadequado.
- Dentes muito destruídos
- Encolhimento da parte anterior
- A mordedura profunda está presente
- Bruxismo grave

VANTAGENS

- Mais fino na estrutura e mais maleável e, por conseguinte, mais adaptável e flexível
- Vantagens funcionais significativas em relação à coroa de resina acrílica moldada a quente pré-formada.
- Proporciona uma restauração estética.
- Fácil de aparar

DESVANTAGENS

- Não resiste a uma força abrasiva forte.

- A fratura e o deslocamento da coroa ocorrem frequentemente.
- Não pode ser utilizado em casos de bruxismo e em casos de abrasão excessiva dos dentes anteriores.
- Não pode ser utilizado em caso de mordeduras profundas.[50]

COROAS NATURAIS PEDO

- As coroas naturais Pedo foram introduzidas em 1997. São coroas únicas de policarbonato ultra-fino e flexível que podem ser engastadas e cimentadas nos dentes sem grande problema de isolamento.
- Oferecem durabilidade com integridade marginal superior e elevada resistência à tração.[4]
- Estas coroas requerem preenchimento acrílico antes da cimentação com cimento translúcido de cor GIC ou cimentos de resina auto-adesivos.
- Ao contrário das coroas de aço inoxidável ou folheadas, podem ser facilmente colocadas sobre dentes com perda de dimensão mesio-distal, em arcada apinhada, bem como em más oclusões de Classe III.
- No entanto, estes requerem uma maior redução dentária e também não são recomendados em pacientes com bruxismo intenso. 9[4]

COROA DE RISCA

- A coroa de tiras (figura 46) foi introduzida pela primeira vez em 1979 por Webber et al.
- Estas coroas foram descritas por Grosso F.C. em 1987 (Roberts *et al.,* 2001) e

estão atualmente a ser utilizadas para uma variedade de condições clínicas, tanto na dentição primária como na permanente. Estas são formas de coroa comummente usadas, preenchidas com compósito e coladas no dente (Kupietzky *et al.*,2003).[55]

- As coroas em tira são formas de plástico transparentes, utilizadas para simplificar o trabalho de restauração dos incisivos superiores.[57]
- A coroa contorna automaticamente o material de restauração e, quando é removida, deixa uma superfície lisa. Por conseguinte, não é necessário polimento[5] .
- Estes são bons a satisfazer as necessidades funcionais e estéticas na dentina primária.
- São também finos e transparentes, o que facilita a sua correspondência com a dentição natural e o controlo da cor do compósito.

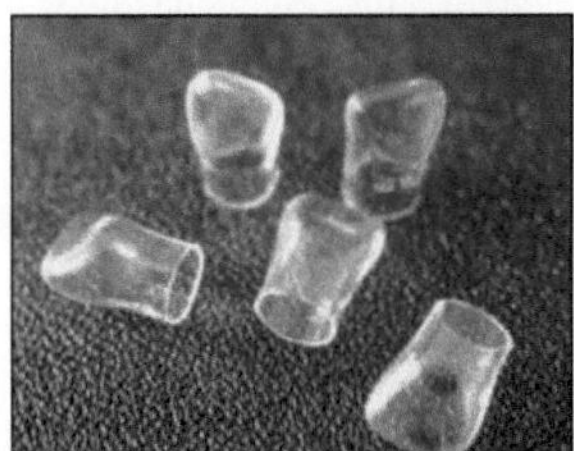

Figura 46 . Mostra a coroa da faixa composta

- O tecido mole circundante tem de estar livre de inflamação e, por conseguinte, tem de seguir instruções de higiene adequadas.
- As coroas de tiras proporcionam uma elevada estética e funcionalidade.
- São fáceis de reparar.
- A utilização da coroa em tira foi limitada aos dentes decíduos com esmalte

suficiente para a retenção da ligação após a remoção da cárie.[48]

- Uma vez que a coroa de compósito depende da adesão da dentina e do esmalte para a retenção, se a estrutura do dente estiver ausente, a longevidade da coroa é posta em causa.
- Ao longo do tempo, têm sido defendidas várias técnicas para ultrapassar a perda de uma coroa. Alguns incorporaram mini pinos. Outros usaram "pinos curtos" em dentes anteriores primários pulpectomizados para retenção adicional.
- Recentemente, verificou-se que a utilização de mini-pinos, pinos curtos, fio omega e pinos com núcleo de compósito foi bem sucedida na restauração de dentes com pouca estrutura dentária coronal remanescente[56]
- Foi construído um núcleo de compósito para reforçar a restante dentina da coroa. Apesar de se terem deparado com cáries recorrentes e bruxismo severo, não apresentaram falhas de retenção dos pilares curtos num período de 1 ano.
- É verdade que, devido ao facto de terem sido introduzidos inúmeros novos adesivos de dentina nos últimos anos, o material utilizado no fabrico de coroas em tira tem sofrido constantes modificações. No entanto, como evidenciado pela falta de informação clínica a longo prazo, os clínicos parecem estar informados com aspectos "como fazer", em vez de dados científicos longitudinais.
- As coroas em tira podem ser preenchidas com material compósito de polimerização química e fotopolimerizável. Depois de o material ter

endurecido, podem ser facilmente removidas, deixando uma superfície lisa.

- Existem em 16 tamanhos diferentes. As formas de coroa são fabricadas apenas para os incisivos centrais e laterais superiores primários esquerdo e direito e, para cada um destes dentes, estão disponíveis em quatro tamanhos diferentes.[52]
- Salami et al.(2015) referiram que as coroas de tiras, embora classificadas abaixo da coroa de zircónio, eram mais elevadas do que as coroas de aço inoxidável prevenidas em termos de satisfação geral dos pais[56]

PASSOS PARA A PREPARAÇÃO DOS DENTES

- Inicialmente, as arcadas superior e inferior foram moldadas com alginato para confeção de um modelo de trabalho, onde os dentes 51, 52, 61 e 62 foram encerados e, logo após, foi feita a moldagem com silicone de condensação.
- O molde foi vazado com gesso tipo IV e no respetivo modelo foram feitas as matrizes, que foram levadas para uma plastificadora a vácuo (Protécni) com uma placa de acetato acoplada para fazer as respectivas coroas
- Antes da preparação dos dentes, as coroas em tira foram selecionadas através da medição das dimensões mesio-distal do espaço disponível.
- Toda a porção cariada foi removida com uma pequena broca redonda, apenas as fatias proximais são feitas para a retenção da resina composta[59]
- Redução do comprimento do dente
- Preparação mesial-distal

- Preparação do gume da faca na margem gengival
- Escolher o sombreado compósito
- Preparação de orifícios de ventilação nos cantos incisais
- As coroas em tira foram colocadas nos remanescentes dentários para verificar a sua correta adaptação. As coroas foram ajustadas de acordo com a altura dos dentes.
- Posteriormente, foi realizado o condicionamento com ácido fosfórico a 35% (Ultra Etch-Utradent) por 15 segundos na dentina e 30 segundos no esmalte e secagem delicada com auxílio de papel absorvente. O sistema adesivo utilizado foi o Adper Scotchbond (3M ESPE) aplicado de acordo com as recomendações do fabricante.
- Logo após, as coroas em tira foram preenchidas com resina composta Filtek Z350 XT WD (3M ESPE) na cor A1 e colocadas em posição. Após o extravasamento do material excedente, os excessos da região cervical foram removidos com uma sonda exploradora, seguida de fotoativação por 40 segundos.
- Para remover a forma da coroa, foi utilizado um instrumento afiado de mão, o discoid carver, para descolar a tira da coroa.
- Foi efectuado o ajuste oclusal, o acabamento com uma fresadora FG1190 FF (KG Sorensen) e o polimento das restaurações com discos Shofu Super Snap (3M ESPE), respeitando a sequência da maior para a menor granulação. O aspeto clínico final, logo após a conclusão das restaurações,

tem de ser inspeccionado[60] .

VANTAGEM

De acordo com Kupietzky et al.1985

- Facilidade de montagem
- Aparar
- Pode ser removido facilmente
- É necessária uma redução mínima para uma preparação adequada

- As coroas de tiras são muito eficazes na restauração de coroas dentárias muito danificadas, dentes malformados, hipoplasia e coroas fracturadas[60]

DESVANTAGENS

- É necessário manter uma área de restauração seca. Qualquer humidade ou sangue pode interferir com a ligação, e o sangue pode também causar a descoloração do material compósito.
- O procedimento é muito sensível à técnica e qualquer falha na seleção do paciente, no controlo da humidade e da hemorragia, na preparação do dente, na aplicação do adesivo e na colocação do compósito de resina pode levar ao fracasso.
- A dificuldade de aplicação reflecte-se num estudo segundo o qual apenas 21% dos dentistas gerais inquiridos realizam coroas em tira, em comparação com 73% dos dentistas pediátricos.
- A sua utilização está também limitada aos dentes decíduos com esmalte suficiente para permitir uma colagem adequada após a preparação.

INDICAÇÕES

1. Cárie extensa dos dentes anteriores primários;
2. Dentes fracturados
3. Restauração em lesões não cariosas ou defeitos de desenvolvimento;
4. Descoloração dos dentes;
5. Dentes após terapia pulpar.

CONTRA-INDICAÇÕES

1. Perda significativa de tecido dentário que impede uma retenção correta;
2. Sobremordida profunda;
3. Doença periodontal[60] .

COROA DO CASACO PEDO

- São feitos de co-poliéster da cor dos dentes e preenchidos com material de resina.
- As coroas Pedo Jacket (figura 47) só estão disponíveis no mercado numa única cor, a cor natural do dente primário, cor A2. São muito mais económicas do que as ZCs.
- O fabricante das coroas Pedo Jacket afirma que estas não estão rachadas nem manchadas.
- Outra diferença em relação às coroas de tiras é que as coroas Pedo Jacket são deixadas no dente após a polimerização, ou seja, nestas coroas a "jaqueta" de poliéster da cor do dente é preenchida com resina que será

deixada no dente em vez de a remover como uma coroa de tiras após a polimerização.

- O polimento não é necessário, uma vez que as margens são acabadas antes da polimerização, removendo o excesso de material com um instrumento manual.
- A coroa é flexível e o seu comprimento pode ser ajustado e aparado com uma tesoura, mas não podem ser adaptadas aparando e remodelando com uma broca de acabamento de alta velocidade, uma vez que isso derreteria o copoliéster[57]
- Esta propriedade flexível permite que a coroa Pedo Jacket se adapte à grande variabilidade de tamanho e forma dos dentes e facilite a adaptação aos dentes, especialmente numa criança pré-cooperativa.
- A preparação do dente é semelhante à das coroas em tira, mas muitas vezes requer menos redução do dente. A espessura fina destas coroas permite a restauração de dentes com uma redução mínima da estrutura dentária. Inclui a remoção de cáries e a preparação do dente para se adaptar à superfície interna da coroa, deixando rebaixos ou superfícies paralelas.[59]

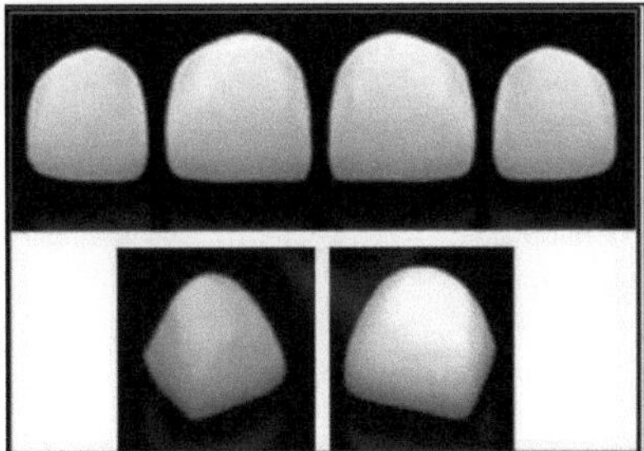

Figura 47. Mostra a coroa do casaco Pedo

* O dente preparado é condicionado com condicionamento ácido e um agente de ligação conforme recomendado. A coroa Pedo Jacket pode ser colada a compósitos dentários utilizando um primário de plástico.
* A coroa é então preenchida com resina composta ou com um ionómero de vidro modificado por resina, se não for possível controlar a humidade e a hemorragia. Quando a coroa está assente no dente, é polimerizada e a forma da coroa é deixada no dente.
* A seleção do tamanho destas coroas é fácil, uma vez que são fabricadas de acordo com as normas dos SSC[61]

VANTAGENS

- A colocação da coroa pode ser concluída numa única sessão
- Rentável
- Restaurações múltiplas adjacentes com redução mínima de dentes
- A coroa não se parte, não mancha nem racha
- Pode ser cortado com uma tesoura

DESVANTAGENS

- Disponível numa única cor, pelo que a seleção de tonalidades é difícil
- Não pode ser reduzida com a utilização de uma broca de acabamento de alta velocidade
- É frequente observar-se a remoção da casca
- Fraca estabilidade da cor ao longo do tempo
- Pode sofrer desgaste
- Difícil de colocar em dentições apinhadas
- Não é possível esterilizar as coroas por calor

COROAS DE ZIRCÓNIO

- A coroa de zircónio foi introduzida por John P Hansen & Jeffery P Fisher em 2010.

  A zircónia é uma forma de dióxido cristalino de zircónio[5] . As coroas de zircónio são também conhecidas como aço cerâmico (figura 48).

- Este tipo de coroa tem uma estética melhorada devido à ausência de uma base metálica.

  Tem propriedades mecânicas semelhantes às das coroas de aço inoxidável e a sua cor é semelhante à dos dentes.

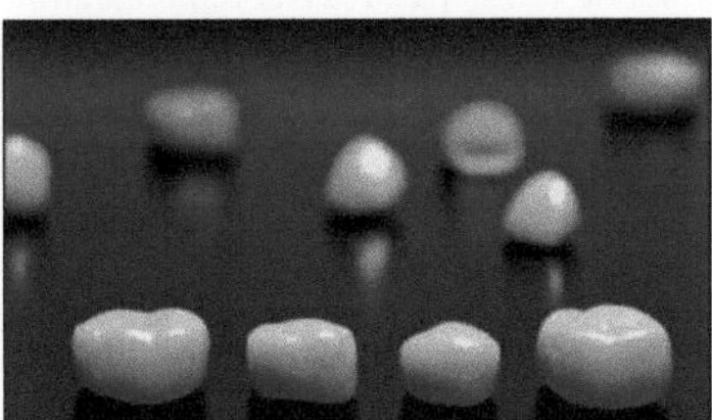

Figura 48 . Mostra coroas de zircónio

- Estas coroas são visivelmente mais espessas do que as coroas de aço inoxidável, não podem ser modificadas de forma alguma e, por conseguinte, requerem uma preparação mais agressiva[3] .
- . São recomendados tanto para casos anteriores como posteriores.
- Tem uma capacidade única de resistir à propagação de fissuras, sendo capaz de se transformar de uma fase cristalina para outra, e o aumento de volume resultante, pára a fissura e impede a sua propagação (Larsson et al. 2011)[4] .

- Estas coroas são difíceis de ajustar, uma vez que são de natureza cerâmica e não podem ser aparadas com uma tesoura como as SSC.
- Devem ser utilizadas brocas de diamante fino de alta velocidade com muita água, devido ao calor excessivo libertado que pode causar fracturas na coroa. Não é recomendável ajustar oclusal e interproximalmente, pois isso removerá o esmalte da coroa e criará uma área fraca de cerâmica fina.
- Estas coroas não se flexionam, por isso é importante que se encaixem passivamente, enquanto que tentar assentá-las com força levará à fratura e, por isso, o fabricante recomenda o assentamento passivo durante a cimentação.
- A coroa deve encaixar de forma passiva e completa, numa posição subgengival, sem afetar o tecido gengival.
- De acordo com Sumer et al.2012, as coroas de zircónia apresentam uma menor acumulação de placa bacteriana.[57]
- A cimentação é uma preocupação, uma vez que é difícil de gravar e unir devido à falta de silicone na cerâmica de vidro. Os cimentos de resina auto-adesivos ou convencionais podem ser utilizados como agentes de cimentação 47.
- As coroas EZ são as primeiras coroas de zircónio fabricadas. A EZ Pedo Company desenvolveu coroas pedonais de zircónio monolítico como coroas anteriores e posteriores. São um material sólido da cor do dente que tem um aspeto extremamente estético tanto na vista frontal como no interior da boca.
- Mais recentemente, foi desenvolvido um novo tipo de material cerâmico, baseado no dióxido de zircónio. O policristal de zircónia tetragonal estabilizada com ítrio, Y-TZP, tem uma capacidade única de resistir à propagação de

fissuras. Em particular, a zircónia parcialmente estabilizada com óxido de ítrio (3Y-TZP) tem propriedades mecânicas muito semelhantes às dos metais e, no entanto, tem uma cor igual à dos dentes. Este material é mais adequado para ser utilizado na restauração de dentes posteriores[5] .

- As coroas de zircónio são esterilizadas por autoclave e outros métodos como jato de areia, hipoclorito de sódio ou solução de limpeza como Zirclean (BISCO) OU Ivoclean (Ivoclar Vivadent)[62] .

Indicações para a utilização de coroas de zircónio

1. Cáries que afectam 2 ou mais superfícies dentárias
2. Impossibilidade de utilizar restaurações de amálgama;
3. Restauração após procedimentos de tratamento pulpar;
4. Restauração em lesões não cariosas ou defeitos de desenvolvimento;
5. Restauração de molares decíduos fracturados;
6. Restauração de dentes anteriores fracturados
7. Bruxismo
8. Restauração em crianças que necessitam de anestesia geral
9. Em crianças com elevado risco e tendência para a cárie;
10. Um pilar para um mantenedor de espaço;
11. Incisivos primários descoloridos.

VANTAGENS:

- Excelente estética
- Resistência à fratura
- Estabilidade da cor quando comparada visualmente com os dentes naturais

adjacentes.

- São também uma alternativa para os doentes com alergia ou sensibilidade ao Ni-Cr.

DESVANTAGENS

* Incapacidade de cravar a coroa para retenção mecânica
* Incapacidade de mudar de cor
* A capacidade limitada de aparar a coroa ou alterar a sua forma
* A necessidade de uma maior redução do dente do que uma coroa metálica pré-formada tradicional.
* As coroas de zircónio são também mais caras[64]
* Apresenta elevada resistência ao desgaste e à corrosão[57] .

COROA CEREC

- CEREC significa "Chairside Economical Restoration of Esthetic Ceramics" (Restauração Económica de Cerâmica Estética na Consulta). As coroas Cerec utilizam a tecnologia CAD/CAM para o fabrico das coroas e foram desenvolvidas por Mormann e Brandestini (figura 49).

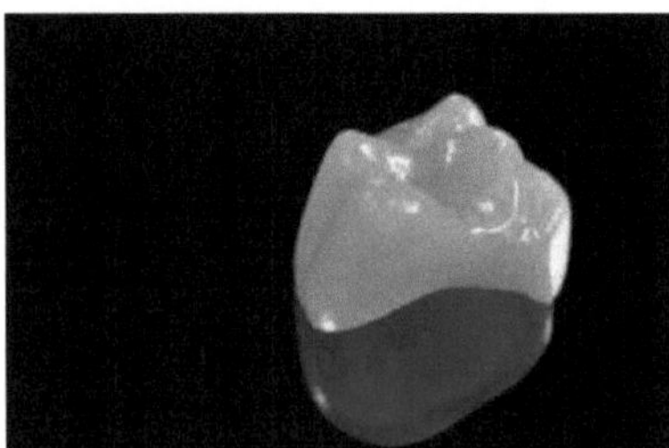

Figura 49. Mostra a coroa CEREC

- Este sistema de consultório permite que os clínicos em consultórios privados projectem de forma independente e também fabriquem restaurações de cerâmica dentária em questão de horas, permitindo a reconstrução durante uma única visita[65] . É tirada uma imagem digital do dente preparado e depois convertida num modelo 3D computorizado do dente, que é utilizado como modelo para o fabrico da coroa.
- Os blocos de cerâmica estão disponíveis numa grande variedade de tons e cores e são combinados e selecionados de acordo com os dentes adjacentes[7] .
- Desde a sua introdução no campo dentário em 1985 com o CEREC 1, este sistema evoluiu através de uma série de actualizações de software e hardware até ao CEREC 3D.
- O CEREC 1 permitiu uma visualização bidimensional (2-D) limitada das imagens digitalizadas e foi capaz de fabricar exclusivamente inlays para cimentação imediata.

- Além disso, o atual sistema CEREC 3 expandiu significativamente as capacidades de restauração e pode fabricar inlays, onlays, facetas, coroas, bem como pontes de três unidades e pilares de implantes de dissilicato de lítio personalizados.
- A precisão nos processos de aquisição e fresagem é constantemente melhorada através de actualizações contínuas de software e hardware.
- Relativamente ao procedimento de cimentação, deve notar-se que a cimentação adesiva requer um isolamento cuidadoso e que todos os materiais e técnicas relacionadas podem ser utilizados.

- A experiência clínica sugere que a taxa de fratura das restaurações de cerâmica diminui se as restaurações forem unidas com agentes de cimentação à base de resina em vez de serem cimentadas com fosfato de zinco ou cimentos de ionómero de vidro convencionais[65] .
- Apresentou caraterísticas superiores no que diz respeito às exigências estéticas, excelente biocompatibilidade e ausência de reacções de hipersensibilidade.
- Em odontopediatria, são utilizados para efetuar restaurações de facetas de porcelana e restaurações de coroas metálicas fundidas em porcelana ou totalmente fundidas em porcelana. Também são utilizados como aparelhos de brackets inteligentes que contêm um microchip capaz de medir as forças aplicadas ao bracket/linha do dente[44] .

COROAS EZ PEDO

- As coroas EZ Pedo foram desenvolvidas pelo Dr. Jeffrey P. Fisher e pelo Dr. John P. Hansen em 2008. Foi a primeira coroa pediátrica de zircónio comercialmente acessível nos Estados Unidos
- São coroas pré-fabricadas sem metal, feitas de zircónio. Têm uma estética superior, resistência, durabilidade e são completamente bio-inertes. É também resistente à cárie e à acumulação de placa bacteriana.

- As coroas EZ Pedo são construídas com uma caraterística Zir-Lock ultra que funciona para aumentar a área de superfície interna para aumentar a ligação e reduz a possibilidade de falha clínica[4] .
- A caraterística ultra Zir-Lock proporciona basicamente rebaixos mecânicos que

bloqueiam a coroa no lugar e ajuda a reter o cimento nas margens da coroa para evitar a perda de cimento, evitar microinfiltrações e também para manter as bactérias nocivas afastadas. Para além da retenção incorporada, as coroas são também tratadas com jato de óxido de alumínio para propriedades de adesão adicionais[52] .

- As coroas EZ Crowns são polidas nas superfícies oclusais, linguais e vidradas nas superfícies faciais[51] .

COROA DO NOVO MILÉNIO

- A coroa do novo milénio foi introduzida no mercado pela Success Essentials, Space Maintain Laboratory.
- Estas coroas são feitas de material de resina composta que é melhorado em laboratório. São semelhantes à coroa de revestimento Pedo e à coroa de tira.
- Estes são preenchidos com material de resina e colados nos dentes[49] .
- A vantagem é que podem ser acabados e remodelados com uma broca de acabamento de alta velocidade e é possível obter um maior grau de estética. Estão disponíveis para todos os dentes anteriores e posteriores[54] .
- No entanto, as desvantagens incluem o facto de serem muito frágeis e mais caras do que outras formas de coroa e de não poderem ser cravadas[2] .
- Estas coroas requerem um controlo adequado da humidade[49] e, consequentemente, uma possível descoloração da coroa devido à hemorragia[57] .
- São mais susceptíveis de fraturar ou fissurar se forem forçados a entrar numa preparação que não tenha sido reduzida adequadamente[50] .

INDICAÇÕES

1. Cáries extensas ou em várias superfícies nos incisivos primários
2. Incisivos primários com malformação congénita
3. Incisivos primários descoloridos
4. Incisivos primários fracturados na sequência de um traumatismo
5. Defeitos de desenvolvimento como a amelogénese imperfeita

CONTRA-INDICAÇÕES

1. Se a remoção da cárie resultar numa área de superfície dentária insuficiente para a colagem ou numa cárie subgengival extensa.
2. Se o controlo da humidade for difícil.
3. Sobremordida profunda com impacto
4. E a presença de doença periodontal.[66]

FORMAS DE COROAS RESINADAS

Para além das coroas de tiras amplamente utilizadas, existem alternativas que se ligam à estrutura do dente.

- Um é feito de plástico da cor do dente. Depois de o dente ter sido gravado e colado, é-lhe colocada uma coroa preenchida com material de resina. Não é necessário remover a forma da coroa após a polimerização. No entanto, a coroa não pode ser remodelada com uma broca, porque o material plástico se deforma com o calor.

* A outra alternativa é feita de material composto de resina e pode ser

remodelada com uma broca de acabamento para proporcionar uma aparência esteticamente mais agradável. Se o dente não for reduzido adequadamente, forçar a coroa até ao dente pode fazer com que a coroa se parta ou fracture[2]

COROA PEDO EM VIDRO ARTÍSTICO

- A coroa de vidro artístico (figura 50), vulgarmente conhecida como Glasstech, é feita de vidro artístico, que é um polímero de vidro utilizado para a restauração de dentes decíduos anteriores.
- Trata-se de um novo metacrilato multifuncional com a capacidade de formar redes moleculares tridimensionais com uma estrutura altamente reticulada. Estes polímeros reticulados são designados por "vidros orgânicos", que imitam o toque natural, a capacidade de adesão e a bondade associadas ao compósito, mas com uma estética comparável à da porcelana[52] .

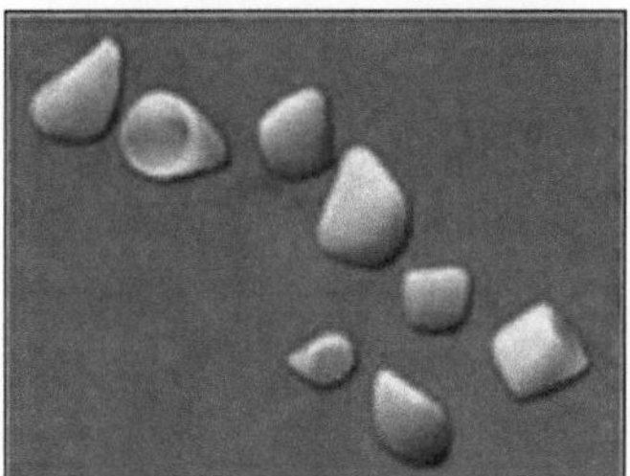

Figura 50. Mostra coroa de Pedo em vidro artístico

* Têm o micro vidro e a sílica como materiais de enchimento que proporcionam uma maior durabilidade e estética do que a coroa de tiras. Oferece vantagens duplas que proporcionam a capacidade de ligação e o toque dos compósitos e a

longevidade e estética das porcelanas[48] .

* Outras vantagens incluem a estabilidade da cor, a resistência à placa bacteriana, a resistência à fratura e a facilidade de reparação.
* A falha destas coroas pode dever-se a uma ligação inadequada aos dentes[49]
* Estão disponíveis numa única tonalidade e em seis tamanhos.

COROAS DE FIGO

* As coroas Figaro foram recentemente introduzidas (2017) e adicionadas à lista de coroas estéticas totalmente coronais que podem ser utilizadas em pacientes pediátricos, que têm o potencial de ser uma opção viável entre muitas outras.

- Estas coroas utilizam filamentos/fibras de fibra de vidro ou de quartzo incorporados num material de resina composta cosmética exterior. O compósito de resina é feito de um compósito de grau médico que também é visto em pacemakers, dispositivos de implantes oculares e cocleares, que é muito biocompatível.
- A resistência e a biocompatibilidade com um certo grau de flexibilidade estão muito mais próximas da estrutura dentária.
- As coroas reproduzem a verdadeira anatomia de um dente natural. Enquanto a zircónia e a SSC são limitadas na imitação da forma do dente e se assemelham mais a colinas e vales, a coroa Figaro abraça a verdadeira anatomia do dente, produzindo um resultado esteticamente bonito com cúspides e sulcos.
- As coroas Figaro podem ser ajustadas para fins estéticos, de retificação e/ou de oclusão excêntrica, uma caraterística que nenhuma outra coroa pré-formada permite.

- Estão disponíveis em 5 tamanhos para cada dente e em estilo universal para os incisivos inferiores e são compostas por fibras/filamentos de fibra de vidro ou de quartzo embebidos num material externo de resina composta cosmética
- Proporcionam a estética e a beleza inigualáveis de uma coroa totalmente branca, oferecendo simultaneamente uma resistência superior e o valor mais elevado disponível no mercado. Poupa tempo e dinheiro, pois é muito fácil de colocar, é biocompatível e pode ser autoclavada.

Também:

- Requer menos redução do dente do que a coroa de zircónio
- Seguro - cuidadosamente concebido com materiais que não permitem a existência de arestas vivas devido ao ranger de dentes ou à quebra da coroa ao apertar ou mastigar
- Sem BPA e sem metal - proporciona paz de espírito e tranquilidade aos pais do paciente[2]

- Não é necessário esperar que o cimento endureça para a entrega
- A espessura da parede desta coroa é de 0,5-1 mm, o que é muito próximo do aço inoxidável e muito mais fino do que outras coroas brancas devido à tecnologia flex fit, a preparação para a redução do dente é ainda semelhante à do aço inoxidável sem preparação subgengival, pelo que a preparação do dente é menos agressiva[2] .
- As desvantagens destas coroas são o facto de não poderem ser frisadas e também não serem claramente visíveis na radiografia[49] .

CONCLUSÃO

A restauração de dentes decíduos cariados é muito importante e significativa não só para o desenvolvimento saudável e psíquico da criança, mas também para o desenvolvimento fisiológico da dentição permanente.

A restauração estética de dentes anteriores decíduos severamente mutilados tem sido, desde há muito tempo, um desafio para o odontopediatra e um dos objectivos mais difíceis de alcançar, não só devido à falta de materiais e técnicas disponíveis, mas também porque as crianças que necessitam de tais restaurações estão normalmente entre o grupo de pacientes mais jovens e menos controláveis

No entanto, com os avanços nos materiais e nas técnicas, juntamente com a crescente consciencialização dos pacientes e dos pais, torna-se prudente restaurar a forma e a função de um dente cariado logo que detectado.

O principal objetivo da dentisteria restauradora pediátrica é devolver aos dentes danificados a sua função normal, bem como manter a sua estética. No passado, a única opção de tratamento para dentes decíduos com envolvimento pulpar seria extrair os dentes e substituí-los por substitutos protéticos, até à erupção dos dentes permanentes· A escolha de materiais de restauração para dentes decíduos é atualmente grande e, por conseguinte, existe uma vasta gama de opções, especialmente materiais esteticamente aceitáveis, que podem ser utilizados para reabilitar dentes decíduos cariados.

A medicina dentária estética centra-se na função e na beleza com os valores e as necessidades individuais do paciente, envolvendo uma atitude, capacidade artística, intuição e competência técnica. A dentisteria estética em Odontopediatria pode proporcionar o sorriso bonito que tanto os pais como as crianças desejam. A harmonia estética pode conduzir a uma melhor saúde psicológica e a uma maior auto-confiança; melhora as relações entre pares e reforça a auto-confiança numa criança em crescimento & por isso, a abordagem da Odontopediatria não se limita a conseguir um sorriso bonito, mas deve ser a de conseguir "um sorriso bonito e saudável".

Embora o conceito tradicional de Jean Piaget afirmasse que a perceção que uma criança tem de si própria e a preocupação com a sua aparência só se desenvolvem por volta dos 8 anos de idade, há estudos recentes que afirmam que, com o aumento da exposição aos meios de comunicação social, as crianças de 3 a 5 anos de idade têm consciência da sua imagem corporal

Os recentes desenvolvimentos em materiais de restauração de GIC, compósito, coroas de restauração estética coronária completa, juntamente com técnicas de colocação, desenhos de preparação e protocolos adesivos, proporcionaram aos clínicos uma alternativa à extração e facilitaram bastante a restauração de dentes anteriores decíduos mutilados. É evidente que existem diferenças significativas entre os ionómeros de vidro e as resinas compostas. Os progressos dos últimos 15 anos sugerem que o mecanismo de troca iónica, que resulta da reação ácido/base e que só está disponível nos materiais de ionómero de vidro, é igualmente significativo e deve ser tido em conta numa classificação.

Os cimentos de ionómero de vidro são materiais altamente versáteis na dentisteria de restauração com grande potencial clínico, principalmente devido à sua adesão natural ao dente e também pela sua estética razoável. A adesão dos CIV à superfície dentária tem sido demonstrada como resultado de uma boa humidificação inicial, que reflecte a natureza hidrofílica dos cimentos recentemente misturados, seguida de interações químicas e mecânicas a longo prazo que conduzem a uma interface forte. Para melhorar os pontos fracos e as limitações, foram tentadas muitas modificações na composição dos CIVs, especialmente no pó de vidro.

A nova geração de cimento de ionómero de vidro manteve as qualidades mais desejáveis das versões convencionais, nomeadamente a libertação de flúor, a adesão por troca iónica ao esmalte e à dentina condicionados e a baixa tensão de retração interfacial. Têm também um maior tempo de trabalho, que pode ser controlado pela fonte de luz, e uma estética mais próxima dos materiais à base de resina.

Se a estética e um mínimo de resistência são de importância primordial, então as resinas compostas são provavelmente a primeira escolha, apesar de serem mais exigentes nos seus requisitos para uma colocação correta.

As resinas compostas são materiais de obturação complexos, da cor do dente, que oferecem um excelente potencial estético e uma longevidade aceitável sem a necessidade de uma preparação extensiva do dente, permitindo uma preparação minimamente invasiva ou, por vezes, sem qualquer preparação.

No entanto, as primeiras formulações destes materiais compósitos de resina apresentavam numerosos inconvenientes, tais como caraterísticas de manuseamento deficientes e retração da polimerização

Com o desenvolvimento da ciência dos materiais e dos biomateriais, foram introduzidos vários sistemas de monómeros mais recentes (como os siloranos), que podem ajudar a ultrapassar o problema da tensão de retração. Além disso, os compósitos dentários com propriedades antimicrobianas e de auto-reparação, bem como os compósitos para a regeneração de tecidos duros dentários, tornar-se-ão uma realidade nas aplicações clínicas. Estes novos compósitos contribuirão para reduzir o risco de cárie, aumentar a longevidade das restaurações, proporcionar uma melhor prevenção da cárie dentária e melhorar a saúde oral e a qualidade de vida da humanidade.

As coroas estéticas pediátricas são restaurações de cobertura total, pré-fabricadas ou feitas à medida, que são cimentadas ou coladas aos dentes. Estas devem servir como restaurações provisórias com estética, durabilidade e retenção adequadas até os dentes decíduos permanecerem na cavidade oral, facilitando assim o crescimento holístico

Os dentistas pediátricos têm à sua disposição uma grande variedade de coroas anteriores pediátricas pré-formadas e feitas à medida para restaurar o sorriso das crianças, especialmente em condições de dentes gravemente cariados. Atualmente, existem várias opções para reparar dentes cariados em pacientes pediátricos, tais como, SSCs para outras coroas estéticas como coroas acrílicas, coroas de policarbonato, coroas Pedo Jacket, coroas de tiras, coroas Cheng, coroas do novo milénio, coroas de zircónio, coroas Figaro.·

As primeiras restaurações incluíam maioritariamente a colocação de coroas de aço inoxidável (SSCs) ou bandas em dentes severamente cariados. São coroas pré-fabricadas que se adaptam a cada dente e são cimentadas com um agente de cimentação biocompatível. As SSC são comparativamente baratas, altamente duráveis, menos sensíveis à técnica e proporcionam uma cobertura coronal completa. No entanto, a sua principal desvantagem era a falta de estética e a sua utilização estava limitada aos dentes posteriores.

As coroas em tira (coroas coladas com resina) estão a ser utilizadas para incisivos primários superiores cariados ou fracturados e apresentam um aspeto estético muito bom com longevidade, embora sejam muito sensíveis à técnica. As coroas de policarbonato são outra opção de tratamento para restaurar esteticamente os dentes decíduos anteriores cariados.

As coroas de zircónio proporcionam uma excelente estética devido ao seu aspeto natural e foram recentemente introduzidas na Odontopediatria. Tem uma excelente biocompatibilidade, é resistente à corrosão e tem uma elevada resistência ao desgaste.

A escolha final da técnica de restauração depende das preferências do operador, das exigências estéticas dos pais, do comportamento da criança, do estatuto socioeconómico e do controlo da humidade e da hemorragia, que podem afetar o resultado final do material de restauração escolhido.

A estética dentária é o principal desejo de todos os indivíduos. O tremendo aumento das necessidades estéticas em Odontopediatria levou à evolução da medicina dentária estética, insistindo no desenvolvimento e investigação de várias técnicas e materiais de restauração estética entre os odontopediatras.

Nos últimos anos, surgiram muitos novos desenvolvimentos na medicina dentária de restauração para crianças. Juntamente com o desenvolvimento de novos materiais de restauração, os pedodontistas dispõem de uma vasta gama de coroas estéticas para a restauração de dentes decíduos. É necessário desenvolver uma compreensão clara das caraterísticas únicas, da força, dos pontos fracos e dos requisitos de cada material disponível para poder aplicar o material correto à situação correta.

O desenvolvimento contínuo dos materiais existentes, bem como a sua utilização, torná-los-á mais fáceis de utilizar com propriedades melhoradas. O desenvolvimento em novas direcções irá provavelmente acrescentar materiais à carteira de seleção nos próximos anos. Os esforços combinados de dentistas, fabricantes de investigação e operadores artísticos conseguiram criar sorrisos bonitos.

REFERÊNCIAS

1) Tinanoff N, Douglass J. Clinical decision-making for caries management in primary teeth. Journal of Dental Education, Baltimore, 2001;65(10):1133-42.

2) B Amrutha. Coroas de dentes coloridos em odontopediatria Uma revisão. Revista Internacional de Investigação Atual. 2019;11(05):4098-104.

3) Jaiswal S, Vagarali H, Pujar M, Kapshe N. Avanços recentes e investigação em materiais de restauração estética. Jornal Internacional de Medicina Dentária para a Saúde Oral 2020;6(2):98-102

4) Ghosh A, Zahir S. Avanços recentes em coroas anteriores pediátricas estéticas. Jornal Internacional de Reabilitação Pedodôntica. 2020;5(2):35.

5) Rutar J, McAllan L, Tyas MJ. Avaliação clínica de um cimento de ionómero de vidro em molares decíduos. Odontopediatria. 2000 ;22(6):486-8.

6) S.Jumana, Restaurações estéticas em odontopediatria: uma nova era , Revisão da Literatura, Journal of Clinical Dentistry and Oral Health. 2019; 3:11

7) Berg JH, The continuum of restorative materials in pediatric dentistry-a review for the clinician. Odontopediatria. 1998 1;20:93-100.

8) Hatibovic Kofman S, Koch G, Ekstrand J. Glass ionomer materials as a rechargeable fluoride release system. International Journal of Paediatric Dentistry. 1997;7(2):65-73.

9) Sikka N, Brizuela M. Glass Ionomer Cement, https://www.ncbi.nlm.nih.gov/books/NBK582145/#_NBK582145_pubdet StatPearls Publishing. 2022:12

10) Aravind PK, Kumar PM, Raju VG, Kumar MS, Vivek K, Thomas A. Coroas

de Zircónia Pediátricas - Uma Solução Estética Satisfatória: Uma revisão. Jornal da Associação do Sul da Ásia de Odontopediatria. 2022;5(1):50-3

11) Pameijer CH. Biocompatibilidade de cimentos de cimentação para aplicações dentárias. Biocompatibilidade de biomateriais dentários 2017:8(4); 77-94.

12) Rahiotis C, Schricker S. Colagem com cimentos de ionómero de vidro e cimentos de ionómero de vidro modificados por resina. Aplicações ortodônticas de biomateriais. 2017; 253-265.

13) Croll TP. Alternativas à amálgama de prata e ao compósito de resina em Odontopediatria. Quintessence Int. 1998; 29(11):697-703.

14) Kim YK, Kim KH, Kwon TY. Reação de presa de restaurações de ionómero de vidro modificadas por resina dentária em função da profundidade de cura e do tempo de pós-irradiação. Journal of Spectroscopy. 2015;1-8.

15) Momoi Y, Hirosaki K, Kohno A, Mccabe Jf., Flexural properties of resin-modified "hybrid" glass-ionomers in comparison with conventional acid-base glass-ionomers. Dental Materials Journal. 1995;14(2):109-19.

16) Fuks AB, Araujo FB, Osorio LB, Hadani PE, Pinto AS. Avaliação clínica e radiográfica de restaurações estéticas de Classe II em molares decíduos. Academia Americana de Odontopediatria. 2000; 22(6):479-85.

17) Kalotra J, Gaurav K, Kaur J, Sethi D, Arora G, Khurana D. Avanços recentes em odontologia restauradora: uma visão geral. Jornal de Investigação e Opinião Médica Atual. 2020;3(07):522-30.

18) Frankenberger R, Sindel J, Kramer N. Cimentos de ionómero de vidro viscoso: uma nova alternativa à amálgama na dentição primária. Quintessence

International. 1997;28(10):667-76.

19) Bonifacio CC, van Amerongen WE, Meschini TG, Raggio DP, Bonecker M. Cimento de ionómero de vidro fluido como revestimento: melhorando a adaptação marginal de restaurações de tratamento restaurador atraumático. Jornal de Medicina Dentária para Crianças. 2010;77(1):12-16.

20) AlOtaibi G. Avanços recentes nos materiais de ionómero de vidro com a introdução da nanotecnologia: Uma revisão. Jornal Internacional de Cuidados e Investigação Oral. 2019;7(1):21-23.

21) Dhoot R, Bhondwe S, Mahajan V, Lonare S, Rana K. Avanços no cimento de ionómero de vidro (CIV): A review. Jornal IOSR de Ciências Médicas e Dentárias. 2016;15(11):124-26.

22) Kim HJ, Bae HE, Lee JE, Park IS, Kim HG, Kwon J, Kim DS. Efeitos da incorporação de vidro bioativo no cimento de ionómero de vidro na dentina desmineralizada. Relatórios Científicos. 2021;11(1):7016.

23) Sajjad A, Bakar WZ, Mohamad D, Kannan TP. Várias incorporações recentes de fases de reforço e modificações nas composições de pó de ionómero de vidro: uma revisão abrangente. Jornal de Saúde Oral Internacional. 2018;10(4):161-7

24) Neto CC, das Neves AM, Arantes DC, Sa TC, Yamauti M, de Magalhães CS, Abreu LG, Moreira AN. Avaliação do desempenho clínico dos GIOMERs e comparação com outros materiais restauradores convencionais em dentes permanentes: uma revisão sistemática e meta-análise. Odontologia Baseada em Evidências. 2022; 281-8

25) Yoonis E, Kukletová M. Materiais de restauração dentária da cor do dente na dentição primária. Scripta Medica. 2009;82(2):108-114.

26) Bernal BG, Elizondo JE, Fierro NC, Capetillo-Hernandez GR, Torres EG, Capetillo MA, Manuel J. Odontopediatria: ionómero de vidro ou giómero. Jornal Internacional de Ciências Dentárias Aplicadas. 2021;7(3):72-6

27) Tanaka CB, Ershad F, Ellakwa A, Kruzic JJ. Reforço de fibra de um cimento de ionómero de vidro modificado com resina. Materiais Dentários. 2020;36(12):1516-23.

28) Moheet IA, Luddin N, Ab Rahman I, Kannan TP, Abd Ghani NR, Masudi SM. Modificações do pó de cimento de ionómero de vidro por adição de nanopreenchimentos recentemente fabricados e o seu efeito nas propriedades: uma revisão. Revista europeia de medicina dentária. 2019 ;13(03):470-7.

29) Lee JJ, Lee YK, Choi BJ, Lee JH, Choi HJ, Son HK, Hwang JW, Kim SO. Propriedades físicas do cimento de ionómero de vidro reforçado com resina modificado com micro e nano-hidroxiapatite. Jornal de nanociência e nanotecnologia. 2010;10(8):5270-6

30) Sajjad A, Bakar WZ, Mohamad D, Kannan TP. Caracterização e melhoria das propriedades físico-mecânicas do cimento de ionómero de vidro através da incorporação de um novo compósito de nano zircónia-sílica-hidroxiapatite sintetizado via sol-gel. AIMS Materials. Science. 2019;6(5):730-47.

31) Rahman IA, Masudi SA, Luddin N, Shiekh RA. Síntese one-pot de compósito de nanopó de hidroxiapatite-sílica para aumento da dureza do cimento de ionómero de vidro (GIC). Boletim de Ciência dos Materiais. 2014;37:213-9..

32) Naz F, Khan AS, Kader MA, Al Gelban LO, Mousa NM, Asiri RS, Hakeem AS. Avaliação comparativa das propriedades mecânicas e físicas de um novo alkasite bulk-fill com materiais de restauração convencionais. O Jornal Saudita de Medicina Dentária. 2021;33(7):666-73.

33) Almuhaiza M. Cimentos de ionómero de vidro em dentisteria restauradora: uma avaliação crítica. J Contemp Dent Pract. 2016 ;17(4):331-6.

34) Zhou X, Huang X, Li M, Peng X, Wang S, Zhou X, Cheng L. Desenvolvimento e situação dos compósitos de resina como materiais de restauração dentária. Jornal de Ciência dos Polímeros Aplicados. 2019 ;136(44):48180.

35) Zarabian T, Mood SA, Kiomarsi N, Noorollahian H, Hakimiha N. Resistência de união ao microcisalhamento de um compósito autoadesivo ao esmalte primário tratado com laser de érbio. Jornal de Lasers em Ciências Médicas. 2020;11(2):181.

36) Dorri M, Martinez-Zapata MJ, Walsh T, Marinho VC, Sheiham A, Zaror C. Tratamento restaurador atraumático versus tratamento restaurador convencional para o controlo da cárie dentária. Base de dados Cochrane de revisões sistemáticas. 2017;12(12):6-8.

37) Nicholson.J, Czarnecka.B, Materials for the Diret Restoration of Teeth (Materiais para a restauração direta de dentes), http://dx.doi.org/10.1016/B978-0-08-100491-3.00002-7, 2016.

38) Yahyazadehfar M, Huyang G, Wang X, Fan Y, Arola D, Sun J. Durabilidade de compósitos dentários auto-regeneráveis: Uma comparação do

desempenho sob carga monotónica e cíclica. Ciência e Engenharia de Materiais: C.2018;93:1020-6.

39) Lavnya D, Divya B, Mantena SR, Madhu Varma K, Bheemalingeswara Rao D, Chandrappa V. Recent Advances in Dental Composites: Uma visão geral. Int J Dent Mater.2019;1(2): 48-54.

40) Sajjanshetty S, Hugar D, Jain D, Saujanya KP, Khan MI. Tratamento restaurador atraumático - uma revisão. Jornal de Evolução das Ciências Médicas e Dentárias. 2013;2(3):235-38

41) Saber AM, El-Housseiny AA, Alamoudi NM. Tratamento restaurador atraumático e restauração terapêutica provisória: uma revisão da literatura. Revista de medicina dentária. 2019 Mar 7;7(1):28-30

42) Ripa LW, Wolff MS. Restaurações preventivas de resina: indicações, técnica e sucesso. Quintessência Internacional. 1992;23(5):307-15

43) Gupta V. Materiais inteligentes em medicina dentária: A review. Jornal Internacional para Pesquisa e Desenvolvimento Avançados. 2018;3(6):89-96.

44) Jain P, Kaul R, Saha S, Sarkar S. Smart materials-making pediatric dentistry biosmart. Jornal Internacional de Reabilitação Pedodôntica. 2017;2(2):55

45) Mittal GK, Verma A, Pahuja H, Agarwal S, Tomar H. Coroas estéticas em odontopediatria: Uma revisão. Jornal internacional de medicina contemporânea. Res. 2016;3:1280-2.

46) Sivadas G, Vedam V, Chacko Varghese P. Reabilitação funcional e estética de dentes decíduos anteriores utilizando duas abordagens diferentes. Jornal da Academia Indiana de Investigadores Especialistas em Medicina Dentária.

2015;2:79-82

47) Rezvi FB, Mathew MG, Gurunathan D. Crowns in Pediatric Dentistry-A Review (Coroas em Odontopediatria - Uma Revisão). Anais da Sociedade Romena de Biologia Celular. 2021;25(3):2530-9.

48) Subramanian EM. Deepa. G, Mebin George Mathew. Coroas estéticas em Odontopediatria. Jornal Internacional em Odontologia para Ciência Oral. 2021 ;8(7):3424-6.

49) Shrestha S, Koirala B, Dali M, Birajee G. Coroas anteriores em odontopediatria: uma revisão. Jornal da Associação Nepalesa de Odontopediatria. 2020;1(1):32-8.

50) Bhuyan S, Mohanty S, Panigrahi A, Shukla M, Pradhan S. Coroas em odontopediatria: Uma revisão. Jornal Indiano de Medicina Forense e Toxicologia. 2020;14(4):8906-10.

51) Aravind PK, Kumar PM, Raju VG, Kumar MS, Vivek K, Thomas A. Coroas de Zircónia Pediátricas - Uma Solução Estética Satisfatória: Uma revisão. Jornal da Associação do Sul da Ásia de Odontopediatria. 2022;5(1):50-3.

52) Yang JN, Mani G. Coroas para dentes anteriores primários. Jornal Internacional de Reabilitação Pedodôntica. 2016;1(2):75.

53) Kumar S, Kiran KP, Achutha G, Surana P, Sagare SV. Coroas de zircónia Nusmile: perceção do pedodontista para restaurar sorrisos estéticos. Jornal Europeu de Medicina Molecular e Clínica, 2021;8(03)3329-34.

54) Qureshi.M, Vashistha.V, Khan.M, Krishna.M.A, Padubidri.M, Vallabhaneni.K, Tiwari.H. Crowns in Paediatric Dentistry - A Review. Anais

da Sociedade Romena de Biologia Celular.2021;25(6) 16040-16045

55) Arunima, Ahuja.V. Gama de oportunidades de coloração dentária para restabelecer o sorriso pediátrico: Uma revisão. O Jornal da Panaceia Dentária 2021;3(4):157-16

56) Vignesh KC, Kandaswamy E, Muthu MS. Uma Avaliação Comparativa da Resistência à Fratura da Resina Composta vs Protemp para Utilização em Coroas de Tira: Um Estudo In Vitro. Jornal Internacional de Odontologia Clínica Pediátrica. 2020;13(1):57

57) Sztyler K, Wiglusz RJ, Dobrzynski M. Revisão sobre coroas pré-formadas em Odontopediatria: a composição e a aplicação. Materials(Basel). 2022;15(6).

58) Pengpue P, Chaijareenont P, Sirimaharaj V, Chinadet W. Full Coverage Crowns for Primary Anterior Teeth-A Literature Review (Coroas de Cobertura Total para Dentes Anteriores Primários - Uma Revisão da Literatura). Jornal de Investigação Dentária e Médica Internacional. 2022;15(2):916-21.

59) Gupta A, Naik S, Pallavi D, Deepshikha D, Kumar S. Técnica de coroas em tira para reabilitação estética de dentes anteriores primários: Relato de Caso. Jornal Internacional de Investigação em Ciência Aplicada e Tecnologia de Engenharia. 2022;10(V);3971- 73

60) Aparecida-Valdeci de Souza MI, Cavalheiro JP, Girotto-Bussaneli D, Jeremias F, Cilense-Zuanon AC. Reabilitação estética com coroas de tiras em Odontopediatria: relato de caso. CES odontologia. 2018;31(2):66-75.

61) Sohrabi M, Ghadimi S, Seraj B. Comparação da microinfiltração de coroas Pedo Jacket e coroas de aço inoxidável cimentadas com diferentes cimentos.

Fronteiras em Medicina Dentária. 2019;16(1):31.

62) Ninawe N, Joshi S, Badhe H, Honaje N, Bhaje P, Barjatya K. Zirconia Crowns in Pediatric Dentistry: A Review. Jornal de Psicologia Escolar Positiva. 2022;6(8):1718

63) Dumne SL, Patel HJ, Lath T, Meghpara M, Tha R, Chanchad J. Coroas semipermanentes em Odontopediatria: A Review. Anais da Sociedade Romena de Biologia Celular. 2021;25(5):3038-44.

64) Banerjee A, Ghosh A, Datta P, Zahir S, Kundu G. Restauração estética de dentes anteriores decíduos utilizando coroas de zircónia pré-fabricadas: um relato de caso. Jornal Internacional de Ciências Dentárias Aplicadas 2020; 6(2): 113-115.

65) Sannino G, Germano F, Arcuri L, Bigelli E, Arcuri C, Barlattani A. Sistema Cerec CAD/CAM chairside. ORAL & implantologia. 2014;7(3):57

66) Garg V, Panda A, Shah J, Panchal P. Coroas em dentisteria pediátrica: Uma revisão. Jornal de Investigação Avançada em Ciências Médicas e Dentárias. 2016;4(2):41.

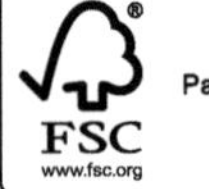

MIX
Papier aus verantwortungsvollen Quellen
Paper from responsible sources
FSC® C105338

Printed by Books on Demand GmbH, Norderstedt / Germany